Akupressur – der sanfte Weg zur Selbstheilung

Für Florian

Dr. med. Nikolaus Linde

Akupressur
der sanfte Weg zur Selbstheilung

- *Massieren Sie die Schmerzen weg*
- *Mit Fingerdruck gegen die häufigsten Krankheiten und Beschwerden*

MIDENA

Der Autor:
Dr. med. Nikolaus Linde arbeitet als Niedergelassener Arzt in seiner eigenen Praxis in St. Gallen.

Hinweis:
Die Inhalte des vorliegenden Ratgebers sind sorgfältig recherchiert und erarbeitet. Dennoch kann aus rechtlichen Gründen weder vom Autor noch vom Verlag eine Haftung oder Gewähr übernommen werden.

Die Deutsche Bibliothek – CIP-Einheitsaufnahme

Linde, Nikolaus:
Akupressur : der sanfte Weg zur Selbstheilung ; massieren Sie die Schmerzen weg ; mit Fingerdruck gegen die häufigsten Krankheiten und Beschwerden / Nikolaus Linde. – Augsburg : Midena, 1998

ISBN 3-310-00398-1

Redaktion: Franz Leipold
Satz und Illustrationen: Fred Butzke, Dolldorf
Fotos: Mauritius/Ace S. 2, 37, 53, 70; –/Vidler S. 13; –/Jiri S. 13, 15, 93; –/Age S. 42, 59, 81; –/Ley S. 88; –/Powerstock S. 95. PhotoDisk/Menuez S.8
Umschlaggestaltung: S/L Kommunikation, Igling
Umschlagfotos: Premium/Stock Image; Elmar Kohn, Landshut
Druck und Bindung: Offizin Andersen Nexö, Leipzig – ein Betrieb der INTERDRUCK Graphischer Großbetrieb GmbH

Printed in Germany

ISBN 3-310-00398-1

Inhalt

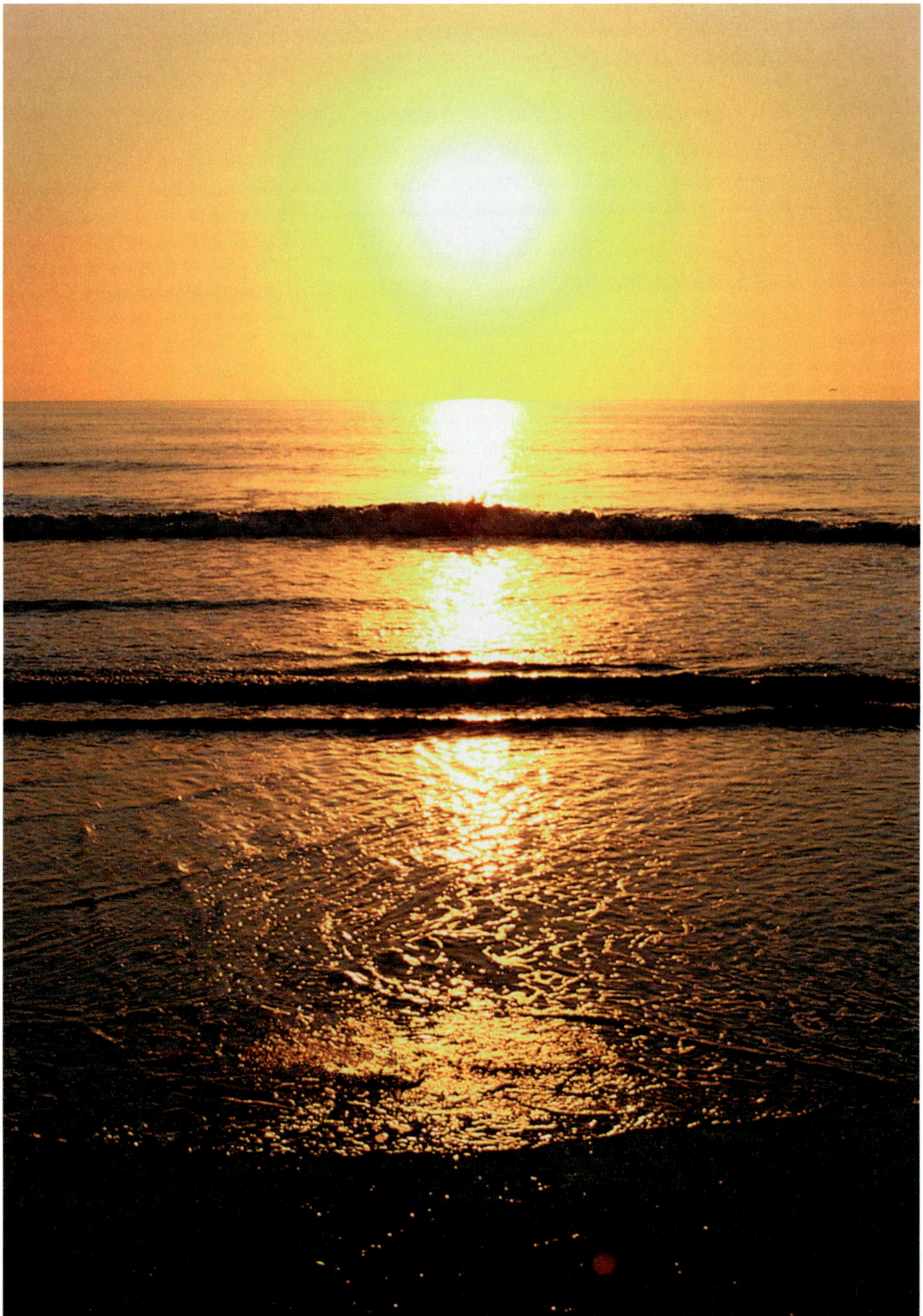

Vorwort

Unter Akupressur versteht man eine spezielle Punktmassagetechnik, die aus China kommt und mehr als sechs Jahrtausende alt ist. Auch heute noch wird die Akupressur in allen Bevölkerungsschichten Chinas im täglichen Leben angewendet – und zwar nicht nur zur Behandlung von vorhandenen Beschwerden, sondern auch zur Vorbeugung von Krankheiten. Bereits die Schulkinder werden in dieser Technik unterrichtet.

Diese Methode der traditionellen chinesischen Medizin findet auch bei uns in den westlichen Staaten immer mehr Anhänger, da mit ihrer Hilfe viele Krankheiten einfach und ohne Nebenwirkungen heilbar sind.

Die Akupressur ist eine Technik, die von jedermann leicht erlernbar ist und überall und zu jeder Tageszeit angewendet werden kann. Dieses Buch ist speziell so aufgebaut, daß für die gängigsten Krankheitsbilder und Beschwerden die jeweils wirksamsten Punkte zur Akupressur aufgeführt werden. Um die Anwendung dieser Methode am eigenen Körper zu erleichtern, sind die Punkte zur Behandlung jeweils in einer Skizze dargestellt.

An dieser Stelle sei betont, daß jede Erkrankung, das heißt jede Art von Beschwerden, immer erst von einem Arzt abgeklärt werden sollte, bevor Sie sich selbst mit Hilfe der Akupressur behandeln. Ich wünsche Ihnen mit dieser Methode viel Erfolg und ein glückliches gesundes Leben.

St. Gallen, im Frühjahr 1998
Dr. med. Nikolaus Linde

1 KAPITEL

Grundlagen der Akupressur

Was versteht man unter Akupressur?

Unter Akupressur (lat. acus = Spitze, Nadel; lat. primere = drücken) versteht man die Massage bestimmter Punkte auf der Haut, über die Einfluß auf die inneren Organe des Körpers genommen werden kann. Die Chinesen entdeckten vor einigen tausend Jahren, daß ganz bestimmte Punkte am Körper eine spezielle Zuordnung zu inneren Organen haben und auf diese günstig wirken können.

Die Körperoberfläche ist mit zahlreichen Meridianen überzogen, in denen die Lebensenergie strömt.

Die systematische Erforschung dieser Punktlokalisationen führte zu der Erkenntnis, daß die Körperoberfläche von sogenannten Energiebahnen, den **Meridianen**, überzogen ist. Über sie strömt pausenlos die sogenannte Lebensenergie Chi. Das Meridiansystem setzt sich aus insgesamt 12 jeweils paarig angelegten normalen Meridianen, 8 Sondermeridianen und einer Unzahl von Quer- und Nebenverbindungen zusammen. Neben den 6 regulären Meridianen (eigentlich sind es 12, da sie jeweils paarig am Körper zu finden sind) haben nur 2 der 8 Sondermeridiane ebenfalls Akupressurpunkte. Diese sind auch jeweils nur einmal am Körper vorhanden und verlaufen in der Mitte.

Die übrigen 6 Sondermeridiane ohne eigene Akupressurpunkte durchziehen die anderen Meridiane und werden bei Bedarf aktiv. All diese zahlreichen Neben- und Querverbindungen führen zu einer ausgeprägten Vernetzung der verschiedensten Energiebahnen und verbinden die Haut mit dem Unterhautgewebe, den Muskeln, Knochen und Gelenken. Auf diese Weise werden alle Teile des Körpers ausreichend mit Energie versorgt.

Was die Akupressurpunkte betrifft, sind zwei spezielle Punktarten hervorzuheben: der Kardinalpunkt und der Meisterpunkt.

Beachten Sie

Für die Akupressurbehandlung spielen nur die 12 normalen Meridiane und die 2 Sondermeridiane mit eigenen Akupressurpunkten eine Rolle, weil nur sie direkt durch die Auswahl bestimmter Punkte angeregt werden können.

Unter **Kardinalpunkten**, von denen nur eine gewisse kleine Anzahl überhaupt vorhanden ist, versteht man Akupressurpunkte, deren Behandlung Energie aus den Sondermeridianen freisetzt, die keinen eigenen Akupressurpunkt besitzen. Sie wirken sehr tief und können sogenannte ruhende Energien für den Heilungsprozeß einer Erkrankung mobilisieren.

Unter **Meisterpunkten** hingegen versteht man Akupressurpunkte, deren Massage speziell für die Behandlung einer ganz bestimmten Erkrankung geeignet ist.

Der Energiebegriff – das Prinzip von Yin und Yang

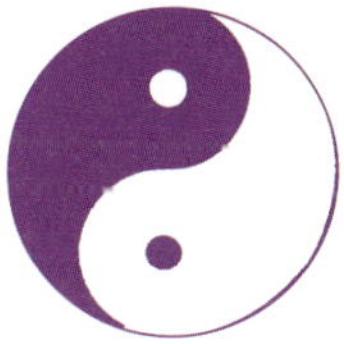

Ganz bewußt wird im Rahmen dieses Buches darauf verzichtet, die traditionelle chinesische Anschauung über das Leben als kosmische Ganzheit oder die Denkmodelle der Lebensenergie Chi etc. ausführlich darzustellen. Im folgenden sollen nur die Aspekte kurz beschrieben werden, die für das Grundverständnis der Akupressurpraxis wichtig sind.

Der Mensch unterliegt nach Ansicht der Chinesen in seiner Gesamtheit einem Energiekreislauf, der ihn unaufhörlich durchströmt und der aus den gegensätzlichen Kräften Yin (= Schatten; steht für Schwäche bzw. Leere) und Yang (= Sonnenlicht; steht für Fülle) besteht. Yin und Yang symbolisieren polare Gegensätze; das eine kann ohne das andere nicht existieren, was im Yin-Yang-Symbol deutlich zum Ausdruck kommt: Der Kreis ist das Tao, der Beginn und das Ende allen Seins. Er wird ganz von Yin und Yang ausgefüllt.

Im gesunden Körper stehen beide Energien in einem harmonischen Gleichgewicht. Krankheit entsteht z.B. dann, wenn ein Organ zu wenig Energie (Schwäche) besitzt, das heißt, das Yin überwiegt. Die Ursache eines überwiegenden Yin, z.B. einer Organschwäche, kann in einer Überlastung (z.B. Tennisellenbogen), in einer Erkältung (z.B. kalter Luftzug auf schwitzender Haut), in einer Infektion (z.B. durch Viren oder Bakterien) etc. liegen.

Ein gesunder Körper, bei dem eine vollständige Harmonie der Energieströme besteht, vermag eine solche Schwäche auszugleichen: Er bleibt gesund. Man spricht von einer guten Konstitution. Ist der Körper jedoch von vorne herein energetisch geschwächt, wie z.B. durch Streß, große psychische Überlastungen, Krebs oder chronische Erkrankungen, kann er keine Energien freisetzen und diese Schwäche nicht ausgleichen. Als Folge erkrankt das Organ.

Mit Hilfe der Akupressur kann der Energiekreislauf im Körper harmonisiert werden.

Mit Hilfe der Akupressur können Sie die energetische Grundsituation Ihres Körpers ausgleichen und das harmonische Gleichgewicht der Energiekreisläufe wiederherstellen. Aufgrund der verbesserten Energielage im Körper kann das erkrankte Organ nun energetisch harmonisiert werden, und es tritt eine baldige Heilung ein.

Die älteste Heilmethode aus dem Reich der Mitte

In China wird die **Akupressur** seit ca. über 6000 Jahren angewandt. Archäologische Funde haben dies bewiesen. Nach alten Überlieferungen behandelten die Asiaten Schmerzzustände durch das Reiben von Punkten im Schmerzgebiet mit den Fingerkuppen – die Akupressur war erfunden. Eigentlich ist dies eine Technik, die wir tagtäglich oftmals unbewußt durchführen. Beispielsweise bei Kopfschmerzen greifen wir automatisch im Kopfbereich an jene Stellen, die uns Beschwerden bereiten, und massieren sie. Hierbei handelt es sich um die einfachste Art der Akupressurtechnik.

Durch das Wissen um die Meridiane und die daraufliegenden Punkte wurde die Methode insofern weiterentwickelt, daß auch andere Punkte am Körper zusätzlich akupressiert werden, die auf das schmerzhafte oder erkrankte Organ einen günstigen Einfluß ausüben.

Im Laufe der Jahrhunderte wurde die Akupressurtechnik erweitert, indem die Punkte nicht mehr nur mit den Finger-

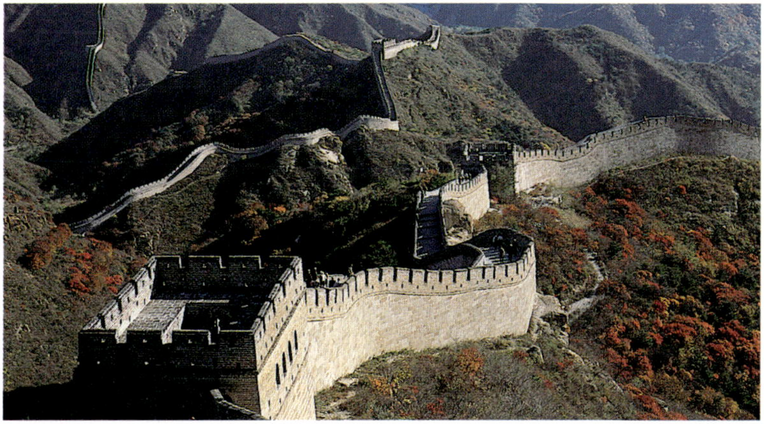

Die Akupressur gehört zu den ältesten Heilmethoden der chinesischen Medizin.

kuppen, sondern zuerst mit Holz- und Knochenstäbchen und schließlich mit Hilfe einer spitzen Nadel behandelt wurden – die **Akupunktur** war geboren.

Gibt es einen wissenschaftlichen Nachweis für die Wirkung der Akupressur?

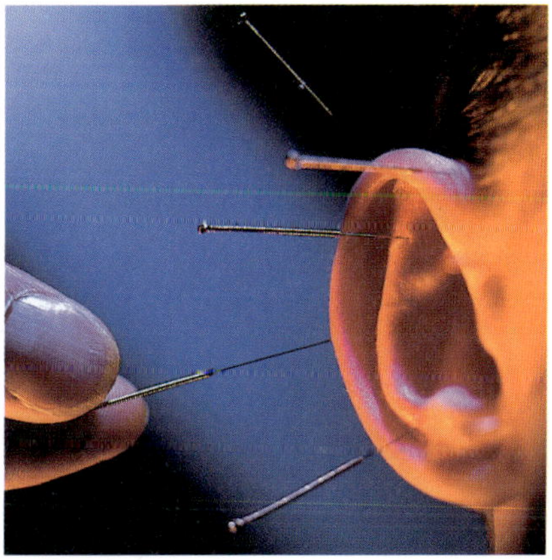

In wissenschaftlichen Kreisen streitet man sich noch immer über die Frage, auf welche Art und Weise die Akupressur funktioniert.

Untersuchungen der Hautstellen, unter denen die Akupressurpunkte liegen, zeigen speziell veränderte Nervenendigungen. Diese sind wohl dafür verantwortlich, daß der Massagereiz der Akupressur an andere Organe weitergeleitet wird. Die genauen Wege dieser Informationen sind bis heute unbekannt.

Allerdings gibt es Untersuchungen mit Nachweisen, daß durch die Akupressur bestimmte Neurotransmitter im Gehirn freigesetzt werden. Diese Botenstoffe können das Empfinden so stark vermindern, daß Schmerzen nicht mehr als solche wahrgenommen werden. Diese Wirkung ist bei richtiger Anwendung der Akupressurtechnik so groß, daß sogar Operationen am offenen Bauch ohne Narkose durchgeführt werden können.

Die Akupunktur hat sich aus der Akupressur entwickelt.

2 KAPITEL Technik der Akupressur

Das Auffinden des richtigen Punktes

Für eine erfolgreiche Akupressur ist es wichtig, daß Sie die zu behandelnde Stelle möglichst genau auffinden. Die ungefähre Lage wird bei jedem Punkt zum einen im Text beschrieben, zum anderen in einer Zeichnung dargestellt.

Zusätzlich sollten Sie die Tatsache berücksichtigen, daß Akupressurpunkte Reizzonen sind, die gegenüber Druck und Berührung empfindlicher reagieren als die sie umgebende Haut.

Machen Sie sich dieses Phänomen zunutze und ertasten Sie in Ruhe und mit Geduld die genauen Punktlokalisationen! Nach kurzer Zeit werden Sie die notwendig Sensibilität hierfür haben.

Tip

- Suchen Sie bei Programmen, die mehrere Punkte beinhalten, die einzelnen Lokalisationen in Ruhe auf und markieren Sie sie mit einem Filzstift. So können Sie anschließend diese Punkte rasch und effizient massieren.
- Für all diejenigen, die große Probleme mit dieser Art der Punktfindung haben, empfehle ich die Benutzung elektrischer Punktesuchgeräte, wie sie im Fachhandel zu kaufen sind. Diese geben ein Signal von sich, sobald ein Akupressurpunkt gefunden wurde.

Die beste Grifftechnik

Die Art und Weise, wie ein Akupressurpunkt behandelt wird, ist wichtig für die erfolgreiche Therapie. Unterschiedliche Schulen lehren ganz verschiedene Techniken.

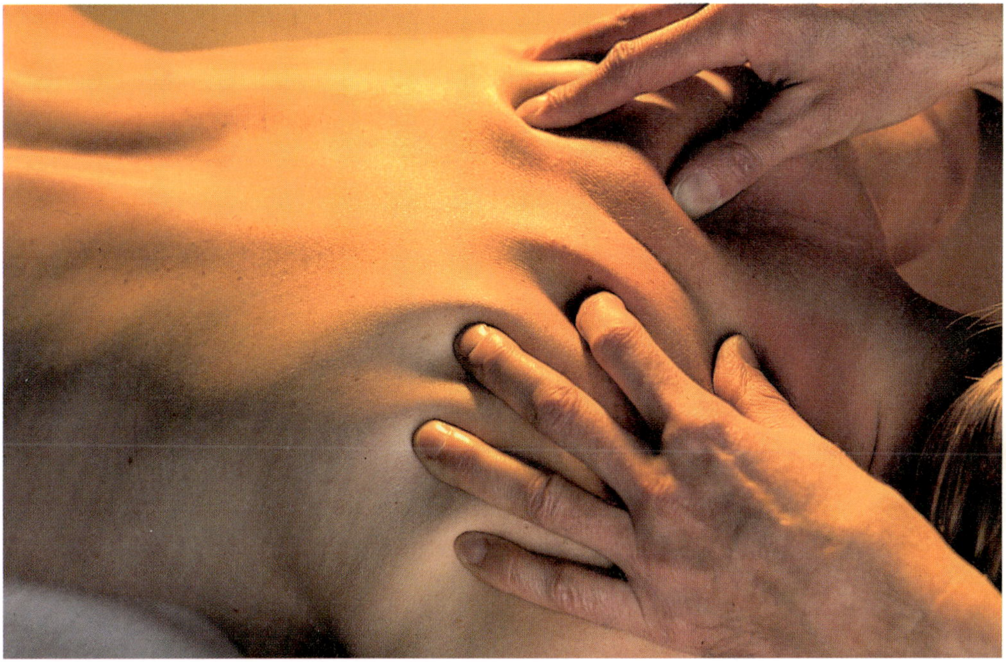

Grundsätzlich können Akupressurpunkte gedrückt werden, allerdings sollte der Druck 30 bis 60 Sekunden lang andauern. Setzen Sie dafür die Kuppe von Daumen, Zeige- oder Mittelfinger ins Zentrum des Punktes und massieren Sie kreisend unter leichtem bis mittlerem Druck, wobei sich das Gewebe unter den Fingern mitbewegen sollte.

Ist ein Akupressurpunkt schwer zugänglich, lassen Sie die Behandlung von Ihrem Partner/Ihrer Partnerin durchführen.

Einen wesentlich besseren Behandlungserfolg erreichen Sie, indem Sie die Akupressurpunkte in Richtung der Meridiane behandeln. Aus diesem Grund wird für jeden Punkt immer die Behandlungsrichtung angegeben. Hierbei führen Sie mit dem Zeige- oder Mittelfinger in der dargestellten Richtung mit einer Frequenz von 60 bis 120 pro Minute Schiebebewegungen aus. 1 bis 2 Minuten pro Punkt sind eine gute Behandlungsdauer. Insgesamt sollte die Akupressur eine Zeitspanne von 15 Minuten nicht überschreiten.

Im Laufe der Zeit werden Sie am eigenen Körper erfahren, was Ihnen gut tut. Immer wieder berichten Patienten, daß Sie inzwischen genau wissen, wie lange ein Akupressurpunkt behandelt werden muß, um die nötige Wirkung zu entfalten. Aus diesem Grund ist es unnötig, starre Zeitrahmen anzugeben. Fast alle Akupressurpunkte sind doppelt vorhanden – sie werden auch beidseitig behandelt.

Allgemeine Hinweise zur Durchführung der Akupressur

- Suchen Sie sich für die Akupressur einen ruhigen Moment am Tag aus. Wichtig ist, daß Sie entspannt sind und sich ganz sich selbst widmen können.
- Wählen Sie ein ruhiges Zimmer mit angenehmer Raumtemperatur und frischer unverbrauchter Luft.
- Sorgen Sie allgemein für ruhige Verhältnisse: Stellen Sie Telefon, Türklingel, Fernseher, Rundfunkgeräte etc. ab.
- Tragen Sie bequeme Kleidung aus einem natürlichen Material.
- Massieren Sie im Sitzen oder im Liegen, wie es Ihnen angenehmer ist.
- Achten Sie darauf, daß Ihre Hände eine angenehme Temperatur haben, denn zu kalte Fingerspitzen können eine Schockwirkung auf die Haut haben. Natürlich sollten auch die Fingernägel kurz geschnitten sein.
- Vermeiden Sie es, vor der Akupressur Schmerzmittel oder Alkohol zu sich zu nehmen, da sonst der Behandlungserfolg nicht immer eintritt.
- Massieren Sie nicht mit vollem Magen. Nach einer üppigen Mahlzeit sollten Sie ein bis zwei Stunden mit der Akupressur warten.
- Brechen Sie die Akupressur ab, wenn akute Schmerzen auftreten.
- Bei akuten Beschwerden dürfen Sie 3- bis 5mal pro Tag akupressieren. Sind die Beschwerden hingegen eher chronischer Art, reicht die Behandlung der Punkte einmal am Tag.
- In manchen Fällen führt die Akupressur zu einer derart tiefgreifenden Entspannung, daß der Blutdruck sinkt. Sie sollten daher nach der Behandlung noch einige Minuten liegend verbringen und erst danach langsam aufstehen.

Wichtig

Grundsätzlich gilt, daß eine Schmerzzunahme als günstige Wirkung der Behandlung zu deuten ist. Dieses Phänomen, die sogenannte Erstverschlimmerung, kommt bei fast allen Regulationstherapien vor.

In diesen Fällen sollten Sie die Behandlung niemals abbrechen, weil Sie fälschlicher Weise meinen, das Leiden noch zu verschlimmern. Das Gegenteil ist der Fall – die Information ist am Erfolgsorgan angekommen und wird bei Wiederholung im Laufe der Zeit zu einer anhaltenden Besserung führen.

Wann eignet sich Akupressur zur Selbstbehandlung?

Da man bei der Anwendung der Akupressur kaum etwas falsch machen kann, ist sie hervorragend für die Selbstbehandlung geeignet. Sie kann jederzeit und an jedem Ort ohne Hilfsmittel durchgeführt werden.

Wichtig

Grundsätzlich sollten Sie jede Erkrankung bzw. jede Art von Beschwerden zuerst von einem Arzt abklären lassen, bevor Sie mit der Akupressur beginnen.

Die Krankheiten und Beschwerden, die sich für die Selbstbehandlung mittels Akupressur eignen, finden Sie im zweiten Teil dieses Buches (siehe Seite 31ff.). Bei all diesen Indikationen hat man auch die besten Erfolge. Darüber hinaus gibt es aber auch einige Erkrankungen, die Sie nicht selbst mit Akupressur zu heilen versuchen sollten. Hierzu zählen:

Für Akupressur nicht geeignet

- Krebs,
- psychische Krankheiten wie Depressionen und Schizophrenie,
- Erbkrankheiten und
- akute Schmerzen im Bauch oder Kopfbereich.

Bei Schwangerschaften sollte die Akupressur nur nach Absprache mit einem Arzt erfolgen.

Sofern Sie diese Punkte beachten, finden Sie in der Akupressur ein einfaches Heilmittel zur Vorsorge und Behandlung, das sehr wirksam ist und keine Nebenwirkungen hat.

Grenzen der Akupressur

Jede Behandlung – egal ob schulmedizinisch, homöopathisch oder naturheilkundlich ausgerichtet – hat aber auch ihre Grenzen, die Sie befolgen sollten:

- Vermeiden Sie die Behandlung einer Krankheit mit Akupressur, wenn eine schulmedizinische Therapie unbedingt notwendig ist!
- Beachten Sie ferner, daß Ihre Selbstbehandlung auf keinen Fall medizinisch notwendige Therapien und Eingriffe ersetzen kann. Sie dürfen sich nicht mit Akupressur behandeln, wenn eine schwere Herz- oder Kreislauferkrankung oder eine bakterielle Entzündung vorliegt.
- Natürlich sollten Sie auf die Akupressur auch dann verzichten, wenn die zu behandelnden Hautareale von Akne, Allergien, Eiterungen, offenen Wunden oder Pilzinfektionen befallen sind, da hier die Gefahr einer Verschlimmerung im Bereich der befallenen Haut besteht; außerdem stellen die Keime eine Ansteckungsgefahr dar, denn sie könnten auf andere Bereiche verschleppt werden.

Tip

Wenn Sie unsicher sind, ob eine Akupressurbehandlung in Frage kommt, fragen Sie einen erfahrenen Arzt um Rat!

Die Meridiane und ihre Punkte

3

KAPITEL

Die Lebensenergie Chi strömt über Energiebahnen auf der Körperoberfläche, den sogenannten Meridianen (siehe auch Seite 10). Im folgenden werden die Meridiane vorgestellt, auf denen die Punkte für die Akupressur liegen.

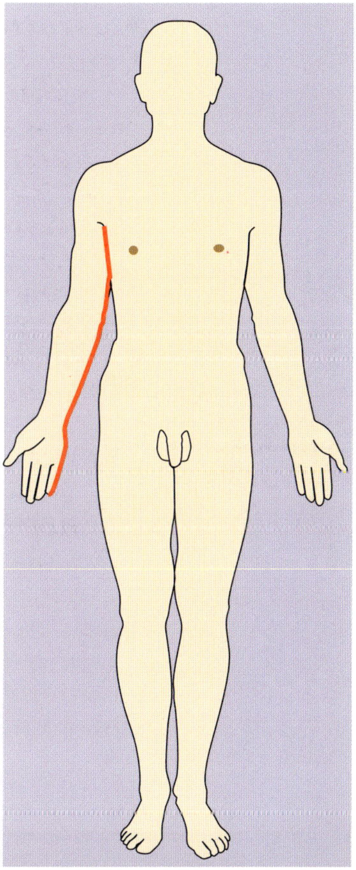

Die Liste ist nicht vollständig, sondern beschränkt sich auf die Lokalisationen, die im Kapitel „Praxis der Akupressur – Beschwerden von A bis Z", Seite 34ff. aufgeführt werden.

Die genaue Lage eines jeden Akupressurpunktes wird hier kurz beschrieben.

Der Herzmeridian (He)

Der Herzmeridian hat eine besondere Wirkung auf die Psyche und das vegetative Nervensystem, das weitgehend der bewußten Kontrolle entzogen ist. Seine Punkte wirken besonders gegen Angst, Depression, Nervosität, Herzklopfen, Schweißbildung und Kreislaufstörungen. Die wichtigsten Akupressur punkte sind:

He 3
liegt bei gebeugtem Arm am inneren Ende der Ellbogenfalte.

He 5
liegt auf der Beugeseite des Unterarms, eine Daumenbreite oberhalb des Handgelenkes, am Innenrand der Sehne des kleinfingerseitigen Handbeugers.

He 7
liegt in der Handgelenksfalte am Außenrand.

He 9
liegt am innenseitigen Nagelfalz des kleinen Fingers.

Der Dünndarmmeridian (Dü)

Der Dünndarmmeridian wirkt besonders auf die Schleimhäute, er lindert alle krampfartigen Beschwerden. Seine Akupressurpunkte werden bei Schulter- und Armbeschwerden, Darmproblemen, aber auch bei Nervosität und Streß behandelt. Die wichtigsten Akupressurpunkte sind:

Dü 2
liegt an der Außenseite des kleinen Fingers knapp hinter dem Grundgelenk.

Dü 3
liegt bei geschlossener Faust am Ende des Kleinfingergrundgelenks. Dort bildet sich eine Hautfalte, an deren Ende der Akupressurpunkt zu finden ist.

Dü 4
liegt am inneren Rand der Handgelenksfalte (Unterarmstreckseite).

Dü 19
liegt in der Vertiefung, die sich vor dem Gehörgang am Ohr und hinter dem Kiefergelenk bildet.

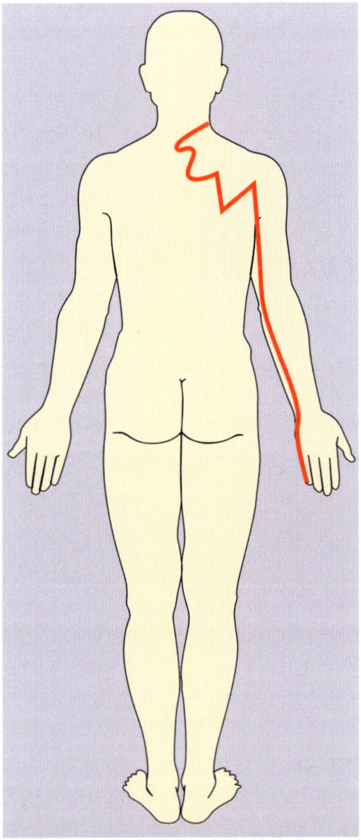

Der Blasenmeridian (Bl)

Der Blasenmeridian hat eine besondere Wirkung auf alle Ausscheidungsorgane.

Somit sind seine Akupressurpunkte vor allem bei Blasen- und Nierenerkrankungen, Hormonproblemen, Genitalbeschwerden, Knie-, Fuß- und Rückenschmerzen wirksam.

Die wichtigsten Akupressurpunkte sind:

Bl 2
liegt am inneren Ende der Augenbraue.

Bl 10
liegt am Nackenhaaransatz am Außenrand des Nackenmuskels.

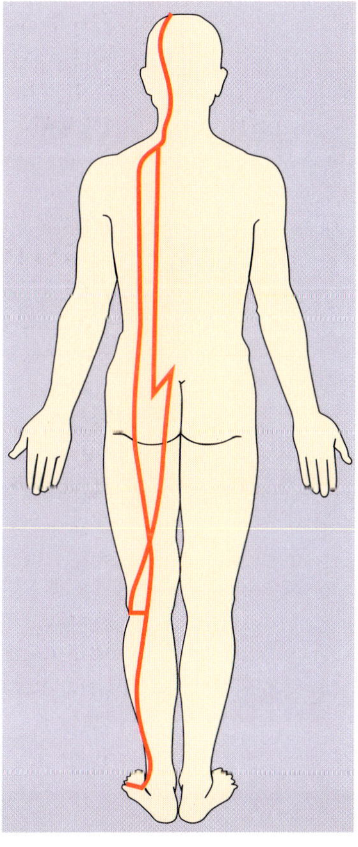

Bl 11
liegt genau zwischen der Mittellinie des Rückens und der Linie der Schulterblattinnenkante auf Höhe des Dornfortsatzes des 1. Brustwirbels.

Bl 18
liegt genau zwischen der Mittellinie des Rückens und der Linie der Schulterblattinnenkante auf Höhe des Dornfortsatzes des 9. Brustwirbels.

Bl 21
liegt genau zwischen der Mittellinie des Rückens und der Linie der Schulterblattinnenkante in Höhe des Dornfortsatzes des 12. Brustwirbels.

Bl 23
liegt genau zwischen der Mittellinie des Rückens und der Linie der Schulterblattinnenkante in Höhe des Dornfortsatzes des 2. Lendenwirbels.

Bl 30
liegt 2 bis 3 Querfinger seitlich vom Beginn der Falte des Anus.

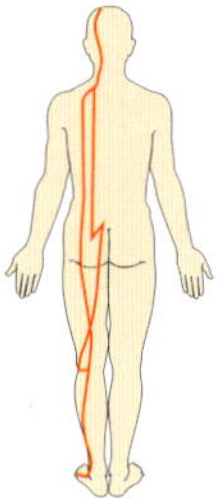

Bl 31
liegt in der Vertiefung, die das Kreuzbein auf der Haut am Rücken bildet.

Bl 34
liegt 1/2 bis 1 Querfinger seitlich vom Beginn der Falte des Anus.

Bl 35
liegt 1/2 bis 1 Querfinger neben dem Steißbein.

Bl 36
liegt in der Mitte der Gesäßquerfalte.

Bl 37
liegt auf der Rückseite des Oberschenkels, auf der Mittellinie zwischen Gesäßquerfalte und Kniekehlenfalte, etwa auf der Grenze zwischen dem 2. und dem 3. Fünftel.

Bl 40
liegt in der Mitte der Kniekehle.

Bl 57
liegt auf der Rückseite des Unterschenkels in der Mitte zwischen der Kniekehle und Achillessehne, etwas am Außenrand in Höhe des äußeren Knöchels.

Bl 58
liegt ein Querfinger schräg seitlich von Bl 57.

Bl 60
liegt vor der Achillessehne auf Höhe des höchsten Punktes des äußeren Knöchels.

Bl 62
liegt in einer Vertiefung unterhalb des äußeren Fußknöchels.

Bl 67
liegt am äußeren Nagelfalz der kleinen Zehe.

Der Nierenmeridian (Ni)

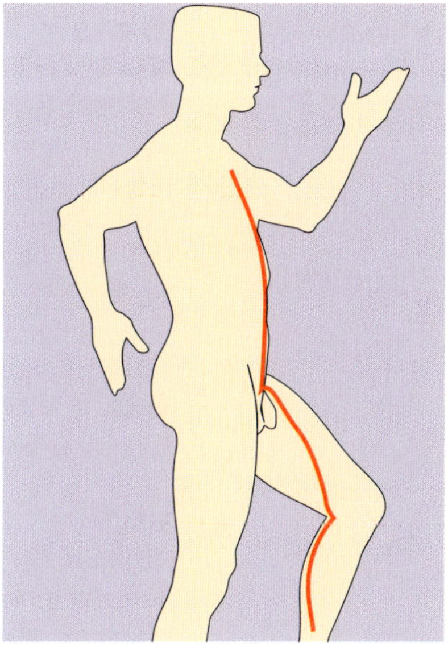

Die Akupressurpunkte dieses Meridians wirken besonders bei Erkrankungen der Harn- und Geschlechtsorgane, Menstruationsbeschwerden, Erkrankungen der Mund- und Rachenhöhle und Schmerzen im Meridianverlauf. Die wichtigsten Akupressurpunkte sind:

Ni 3
liegt vor der Achillessehne auf Höhe des höchsten Punktes des inneren Sprunggelenkknöchels.

Ni 6
liegt genau unterhalb des inneren Knöchels des Sprunggelenkes.

Der Kreislaufsexusmeridian (KS)

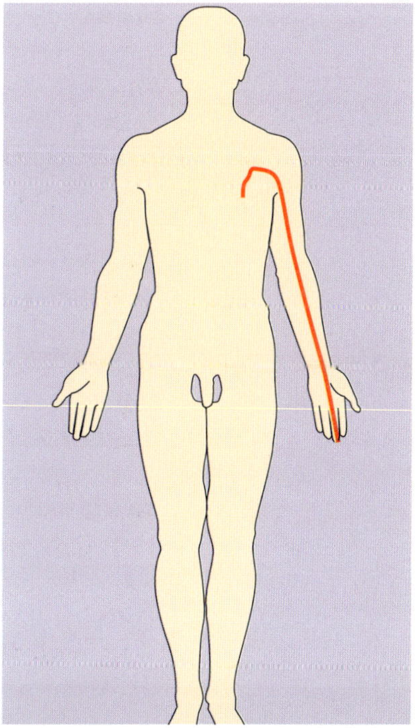

Die Akupressurpunkte dieses Meridians wirken besonders auf die Sexualität und auf den Kreislauf. Sie werden bei psychischen Erkrankungen, Herzbeschwerden, Schlaflosigkeit, Nervosität und Kreislaufstörungen eingesetzt.
Die wichtigsten Akupressurpunkte sind:

KS 3
liegt in der Mitte der Ellenbeuge, knapp neben Lu 5.

KS 6
liegt in der Mitte der Unterarmunterseite zwischen Elle und Speiche, etwa 1,5 Daumenbreiten vor der Handgelenksfurche.

KS 9
liegt am daumenseitigen Nagelfalzwinkel vom Mittelfinger.

Der dreifache Erwärmer-Meridian (3E)

Dieser Meridian zeigt eine besondere Wirkung auf die Atmung, die Verdauung und die Funktionen des Urogenitaltraktes. Seine Punkte werden bei Verdauungsproblemen, Ohrenerkrankungen, rheumatischen Erkrankungen sowie Arm-, Schulter- und Handbeschwerden eingesetzt. Die wichtigsten Akupressurpunkte sind:

3E 3
liegt auf dem Handrücken, etwa 1/2 Daumenbreite vor dem Grundgelenk des Ringfingers.

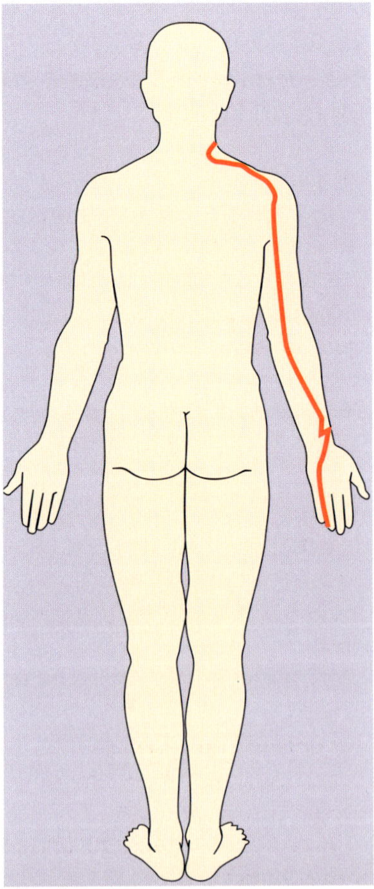

3E 5
liegt auf der Streckseite des Unterarmes in der Mitte zwischen Elle und Speiche, 2 Querfinger entfernt vom Handgelenk.

3E 10
liegt bei leicht gebeugtem Arm in einer Vertiefung knapp vor dem Ellenbogengelenk auf der Rückseite des Oberarmes.

3E 15
liegt im Schulter-Nacken-Bereich etwa eine Handbreit seitlich des Halsbeginnes.

3E 17
liegt hinter dem Kieferwinkel am Vorderrand des Kopfwendermuskels.

3E 23
liegt neben dem äußeren Ende der Augenbraue in einer Vertiefung.

Der Gallenblasenmeridian (Ga)

Der Gallenblasenmeridian wirkt besonders bei psychischen Problemen und krampfartigen Beschwerden; er ist auch bei Schmerzen einsetzbar.

Seine Akupressurpunkte werden bei Gallenblasenbeschwerden, Schmerzen aller Art, Gelenksbeschwerden, Kopfschmerzen und Nervosität behandelt.

Die wichtigsten Akupressurpunkte sind:

Ga 14
liegt über der Mitte der Augenbrauen auf der Grenze zwischen dem 1. und 2. Drittel der Stirnbreite.

Ga 20
liegt am Hinterkopf unter dem Schädel zwischen dem hinteren Nacken- und dem Kopfwendermuskel.

Ga 34
liegt seitlich des Wadenbeinköpfchens in einer Vertiefung.

Ga 40
liegt etwas vor dem Außenknöchel des Sprunggelenkes.

Ga 41
liegt am Fußrücken, eine Daumenbreite oberhalb der Zehengrundgelenke zwischen dem 4. und 5. Mittelfußknochen.

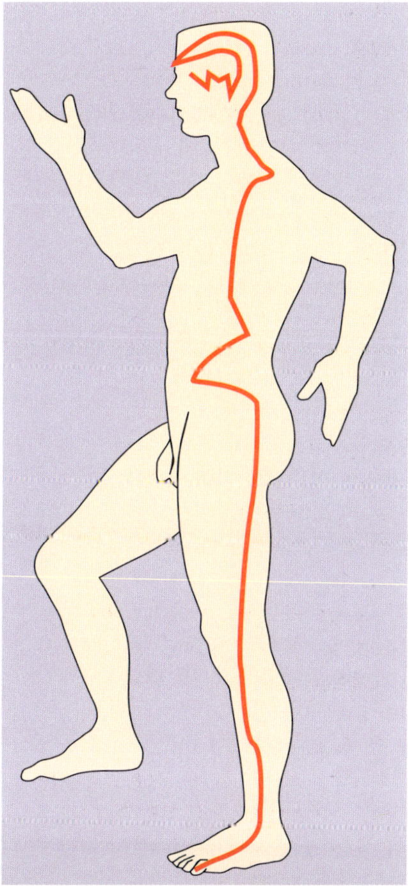

Der Lebermeridian (Le)

Der Lebermeridian wirkt regulierend auf die Verdauungsvorgänge. Seine Akupressurpunkte werden bei Leber- und Gallenbeschwerden, Angst, Energiemangel und Depressionen eingesetzt. Die wichtigsten Akupressurpunkte sind:

Le 1
liegt am Nagelfalzwinkel der Großzehe.

Le 2
liegt zwischen der 1. und 2. Zehe ca. einen Querfinger hinter dem Zehengrundgelenk.

Le 3
liegt am Fußrücken, einen Querfinger oberhalb des Zehengrundgelenkes zwischen dem 1. und 2. Mittelfußknochen.

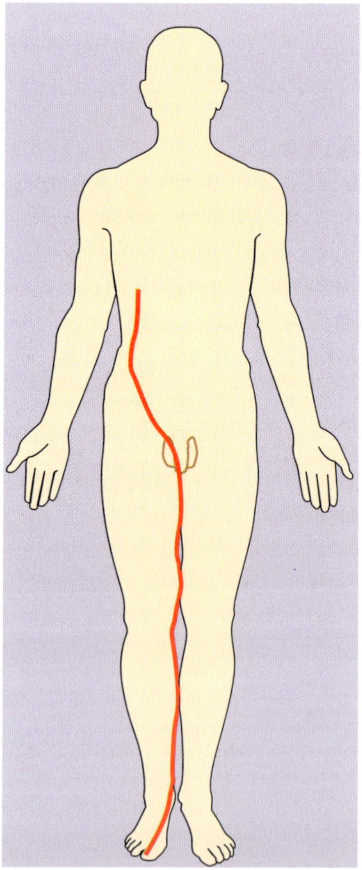

Le 5
liegt an der Innenseite des Unterschenkels hinter dem Schienbein auf Mitte zwischen Knie und Knöchel.

Le 6
liegt auf der Innenseite des Unterschenkels, 7 Querfinger oberhalb des Knöchels.

Le 8
liegt bei gebeugtem Knie am inneren Ende der Kniegelenksfalte.

Le 14
liegt am inneren Ende des 6. Rippenzwischenraumes nahe dem Brustbein.

Der Lungenmeridian (Lu)

Der Lungenmeridian wirkt besonders auf den Lungen- und Atemtrakt sowie auf die Haut. Seine Akupressurpunkte werden bei Hals- und Nasenerkrankungen, Bronchitis, Lungenerkrankungen, Asthma, Erkältung, Schnupfen, aber auch bei Hautproblemen eingesetzt.

Die wichtigsten Akupressurpunkte sind:

Lu 1
liegt unter dem äußeren Ende des Schlüsselbeins, einen Querfinger unter der Mitte in einer Grube, die deutlich sichtbar wird, wenn man die Arme in die Taille stützt.

Lu 4
liegt in der Mitte, zwischen Schulter und Ellenbogen auf der Außenseite des Oberarmes.

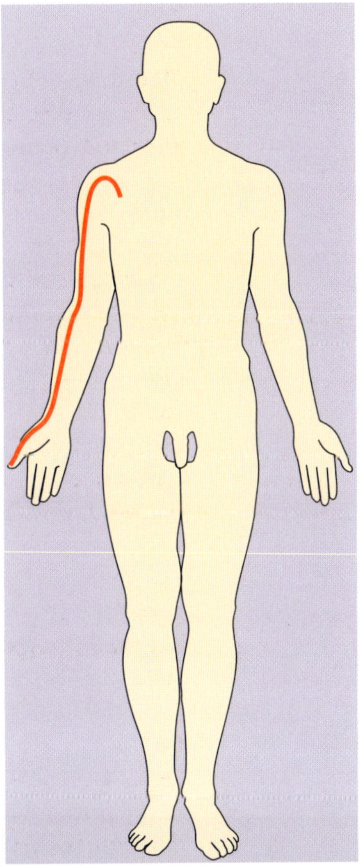

Lu 5
liegt in der Mitte der Ellenbeuge an der daumenwärts gelegenen Seite der Bicepssehne.

Lu 6
liegt an der Innenseite des Unterarmes, 7 Querfinger vor der Handgelenksfalte.

Lu 7
liegt daumenwärts am äußeren Rand des Unterarmes, etwa 1 Querfinger vor der Handgelenksfalte.

Lu 9
liegt auf der Beugeseite des Unterarmes daumenwärts in der Handgelenksfurche am Rand.

Lu 11
liegt am inneren Daumennagelwinkel.

Der Dickdarmmeridian (Di)

Der Dickdarmmeridian wirkt vor allem auf Ausscheidungsfunktionen sowie auf die Schleimhäute. Seine Akupressurpunkte werden besonders bei Asthma, Atembeschwerden, Lungenproblemen und Darmkrankheiten behandelt. Die wichtigsten Akupressurpunkte sind:

Di 1
liegt am daumenwärts gerichteten Nagelfalzwinkel des Zeigefingers.

Di 1/1
liegt am kleinfingerwärts gerichteten Nagelfalzwinkel des Zeigefingers.

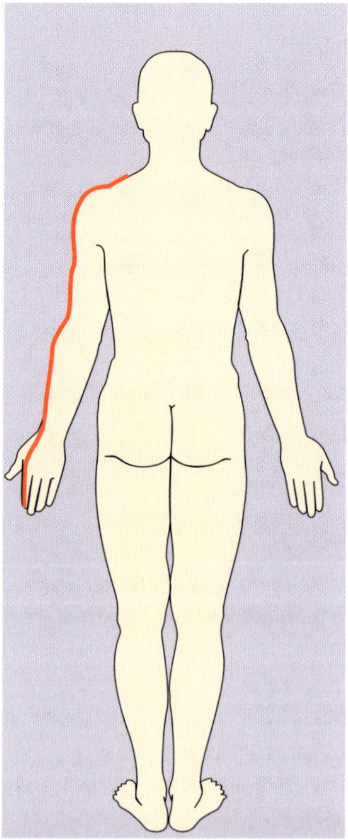

Di 2
liegt an der daumenwärts gerichteten Seite des Zeigefingers knapp vor dem Grundgelenk.

Di 4
liegt genau im Mittelpunkt des Muskelbauches, der sich bildet, wenn der Daumen an den ausgestreckten Zeigefinger gepreßt wird.

Di 11
liegt bei gebeugtem Arm am äußeren Ende der Ellenbeugefalte.

Di 12
liegt am seitlichen Oberarm nahe des Ellenbogens ca. 2 Querfinger entfernt von Di 11.

Di 14
liegt an der Oberarmaußenseite an der Spitze des Deltamuskels.

Di 15
liegt auf der Schulter am Deltamuskeloberrand in einer vorderen Grube, die sich beim seitwärts waagrechten Heben des Armes bildet.

Di 20
liegt genau neben dem Nasenflügel.

Der Magenmeridian (Ma)

Der Magenmeridian wirkt besonders auf die Verdauung, auf den Kreislauf und auf die Psyche. Seine Akupressurpunkte werden bei Magen-Darm-Erkrankungen, aber auch bei psychischen Problemen zur Beruhigung eingesetzt. Die wichtigsten Akupressurpunkte sind:

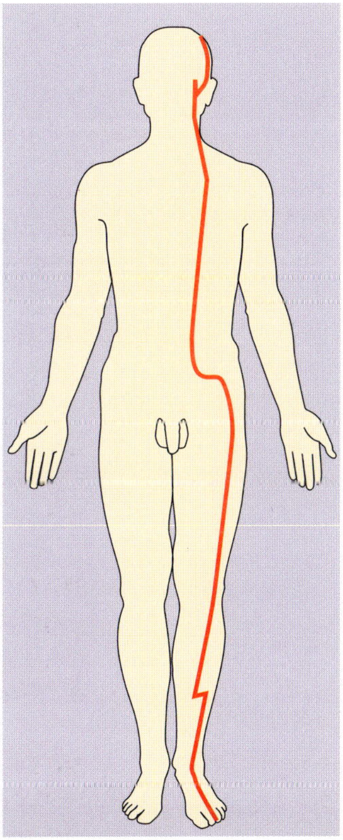

Ma 3
liegt seitlich des Nasenflügels auf Höhe der Augenmitte.

Ma 4
liegt 1/2 Zentimeter seitlich des Mundwinkels.

Ma 21
liegt am Oberbauch, ca. 3 Querfinger seitlich der Mittellinie, knapp unterhalb des Rippenbogens.

Ma 32
liegt in der Mitte des vorderen Oberschenkels, etwa 1,5 Handbreit oberhalb des Kniescheibenoberrandes.

Ma 36
liegt seitlich am Unterschenkel direkt unter dem Ringfinger, wenn Sie Ihren Handteller auf die Kniescheibe setzen.

Ma 37
liegt am Unterschenkel 2 Querfinger seitlich der Schienbeinaußenseite, ca. 8 Querfinger unterhalb der Kniescheibe.

Der Milz-Pankreas-Meridian (MP)

Der MP-Meridian wirkt besonders auf das Bindegewebe des Körpers. Die Akupressurpunkte werden vor allem bei Magen- und Darmbeschwerden, Muskelerkrankungen, Menstruationsproblemen, Depression und Angst eingesetzt. Außerdem lohnt sich ihre Behandlung immer dann, wenn das Bindegewebe gestärkt werden muß. Die wichtigsten Punkte sind:

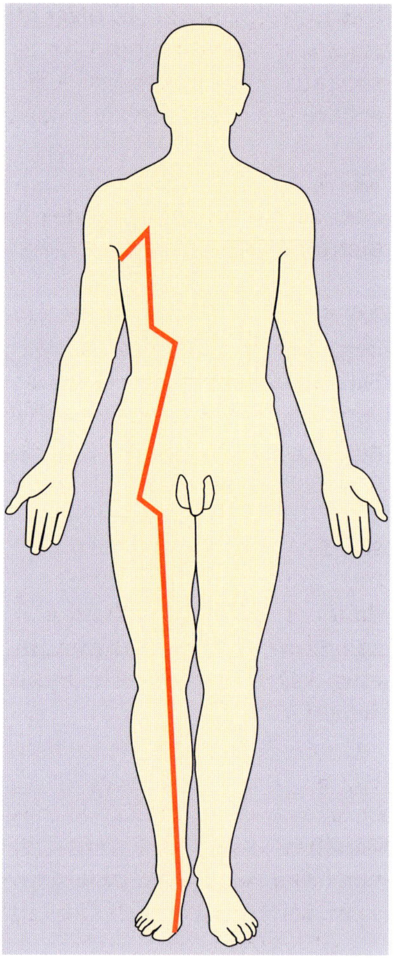

MP 4
liegt in der Mitte der Fußinnenseite.

MP 6
liegt 3 Querfinger oberhalb des Fußinnenknöchels an der Unterschenkelinnenseite.

MP 9
liegt auf der Innenseite des Unterschenkels in einer Vertiefung an der Unterseite des Kniegelenks, knapp vor dem Schienbein.

Neben den 12 paarig angelegten normalen Meridianen gibt es noch 2 Sondermeridiane, die ebenfalls Akupressurpunkte tragen: das sogenannte Konzeptions- und das Lenkergefäß.

Sie verlaufen in der Körpermitte vorne und hinten und sind somit nur einmal angelegt. Sie besitzen einen eigenständigen Energiekreislauf.

Das Konzeptionsgefäß (KG)

Das Konzeptionsgefäß birgt alle Yin-Meridiane und stellt eine eigenständige energetische Funktionseinheit dar. Seine Akupressurpunkte wirken hauptsächlich auf die inneren Organe. Die wichtigsten Akupressurpunkte sind:

KG 3
liegt auf der Mittellinie des Bauches, 1/5 vom Schambein in Richtung Nabel entfernt.

KG 4
liegt auf der Mittellinie des Bauches, 2/5 vom Schambein in Richtung Nabel entfernt, das heißt ca. 2 Querfinger oberhalb des Schambeines.

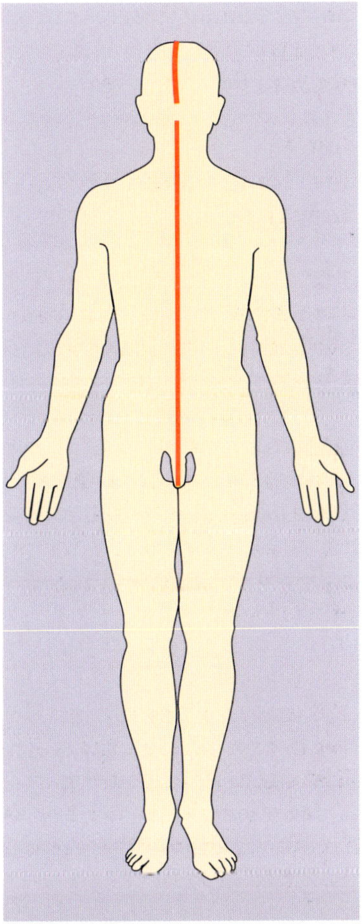

KG 5
liegt auf der Mittellinie des Bauches, 3/5 vom Schambein in Richtung Nabel entfernt, in etwa 3 Querfinger oberhalb des Schambeines.

KG 6
liegt auf der Mittellinie des Bauches, ca. 1/2 Querfinger von KG 5 nabelwärts bzw. 7/10 vom Schambein in Richtung Nabel entfernt.

KG 12
liegt in der Bauchmitte zwischen dem Bauchnabel und dem unteren Brustbeinende.

KG 13
liegt 1 Querfinger von KG 12 entfernt in Richtung Brustbein.

KG 14
liegt 2 Querfinger von KG 12 entfernt in Richtung Brustbein.

KG 15
liegt 1/2 Querfinger unterhalb des Brustbeinschwertfortsatzes.

KG 17
liegt auf dem Brustbein genau in der Mitte auf Höhe der Brustwarzen.

KG 22
liegt ca. 1/2 bis 1 Querfinger oberhalb des Sternbeines in der Grube zwischen oberem Brustbeinende und Kehlkopf.

Das Lenkergefäß (LG)

Das Lenkergefäß vereinigt alle Yang-Meridiane und wirkt hauptsächlich bei Störungen des zentralen Nervensystems, bei Erkrankungen innerer Organe und der Wirbelsäule. Die wichtigsten Punkte sind:

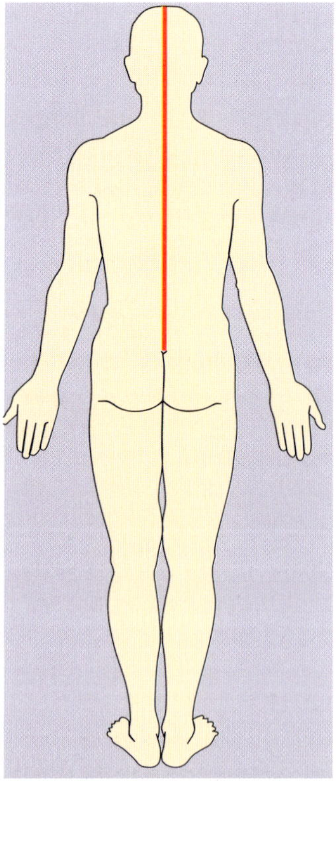

LG 2
liegt im Zwischenraum zwischen Kreuz- und Steißbein in der Anusfalte.

LG 4
liegt unter dem Dornfortsatz des 2. Lendenwirbels.

LG 14
liegt unter dem Dornfortsatz des 7. Halswirbels (der 7. Halswirbel ist die prominente tastbare Knochenstelle auf der Wirbelsäule zwischen Hals- und Brustwirbelsäule).

LG 19
liegt ca. 1,5 Querfinger nackenwärts von LG 20 entfernt.

LG 20
liegt auf der Mitte des Schädeldachs, d.h. im Kreuzungspunkt zweier Linien, von denen die eine die Mitte das Kopfes darstellt und die andere durch beide Ohrenachsen zieht.

LG 27
liegt in der kleinen Furche zwischen Nase und Oberlippe knapp oberhalb des Lippenrotes.

Extrapunkte

Einige Akupressurpunkte liegen nicht auf Meridianen, man nennt sie daher **Extrapunkte**. 4 Lokalisationen sind in diesem Buch aufgeführt:

Extrapunkt 35
liegt 1 Querfinger fußwärts vom Wadenbeinköpfchen entfernt.

In Tran
liegt in der Mitte der Körperachse knapp oberhalb der Nasenwurzel genau zwischen den beiden Augenbrauen.

Weisheit der 4 Götter
Bei den Extrapunkten Weisheit der 4 Götter handelt es sich um 4 Punkte, die rautenförmig um den Punkt LG 20 oben auf dem Schädeldach vorhanden sind.

Knieaugen
Die sogenannten Knieaugen sind 4 Punkte, die in den Gruben um die Kniescheibe herum zu finden sind.

4 KAPITEL Praxis der Akupressur: Beschwerden von A bis Z

Abnehmen

Übergewicht ist ein Problem, das viele betrifft. Die Ursachen dafür sind zum einen mangelnde Bewegung, zum anderen falsche Ernährung; häufig ist der Fettanteil in der täglichen Nahrung einfach zu hoch. Wenn Sie längerfristig Ihr Gewicht reduzieren wollen, werden Sie daher nicht umhin kommen, Ihre Ernährungsgewohnheiten umzustellen und die Fettzufuhr zu drosseln.

Tip

- Wählen Sie eine Mischkostform, die nicht mehr als 700 bis 800 Kilokalorien hat, und verteilen Sie die Kalorien auf drei Mahlzeiten am Tag.
- Achten Sie darauf, daß Sie genügend Spurenelemente, Vitamine, Eiweiß und essentielle Fettsäuren zu sich nehmen.

Hauptbestandteil Ihrer Mahlzeiten sollten Kohlenhydrate, wie Kartoffeln, Reis, Teigwaren und natürlich Gemüse sein. Milchprodukte (fettarm!) sowie Fleisch, Fisch und Geflügel sind zum Genießen da und sollten nur ab und zu auf den Tisch kommen.

Auf Fett darf nicht ganz verzichtet werden, da der Körper für einen intakten Stoffwechsel auf bestimmte essentielle Fettsäuren angewiesen ist. Aber – der Fettgehalt der Nahrung sollte bewußt reduziert werden.

Um diese theoretischen Grundlagen leichter in die Praxis umzusetzen, empfiehlt es sich, eine Kalorientabelle in der Apotheke zu besorgen. Damit können Sie sich leicht ein klares Bild über die Zusammensetzung und die Kalorienzahl der täglichen Mischkostmahlzeiten machen.

Ganz wichtig ist es auch, Streß- oder psychisch bedingte Fehlernährung zu korrigieren. Sorgen Sie hier für den nötigen Ausgleich, zum Beispiel durch Sport oder Entspannungsübungen.

Wichtig

Die Akupressur kann helfen, den Appetit zu dämpfen und den Stoffwechsel anzuregen, unnötige Fettdepots abzubauen.

Die wirksamsten Punkte sind: Ma 36, KG 15 und LG 19, die alle die Eßlust vermindern. Sollte zwischen den Mahlzeiten Heißhunger auftreten, kann dieser effektiv durch die Akupressur von LG 27 unterdrückt werden. Lu 4 unterstützt seine Wirkung.

Um entstehende Schlacken beim Abnehmen besser ausscheiden zu können, empfiehlt sich die Akupressur zweier Spezialpunkte; sie unterstützen speziell den Abbau von Fettpolstern und ihre Ausscheidung.

Ma 36
liegt seitlich am Unterschenkel direkt unter dem Ringfinger, wenn Sie Ihren Handteller auf die Kniescheibe setzen.

KG 15
liegt 1/2 Querfinger unterhalb des Brustbeinschwertfortsatzes.

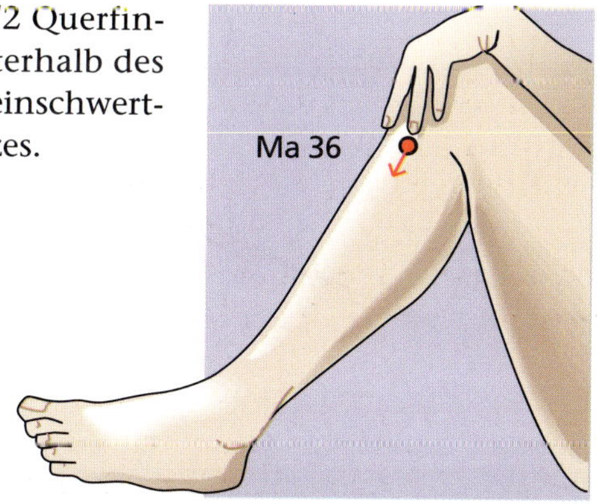

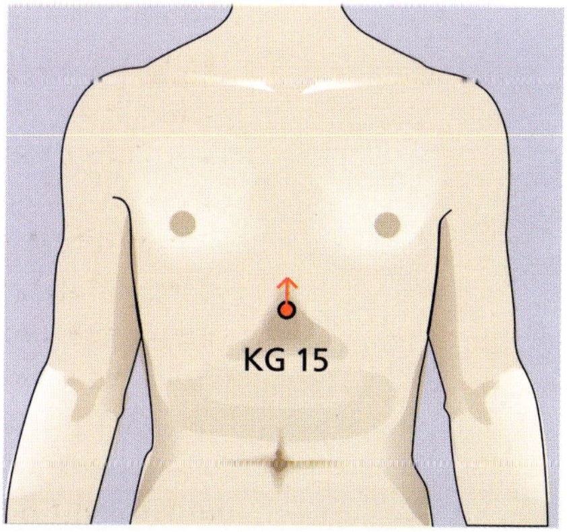

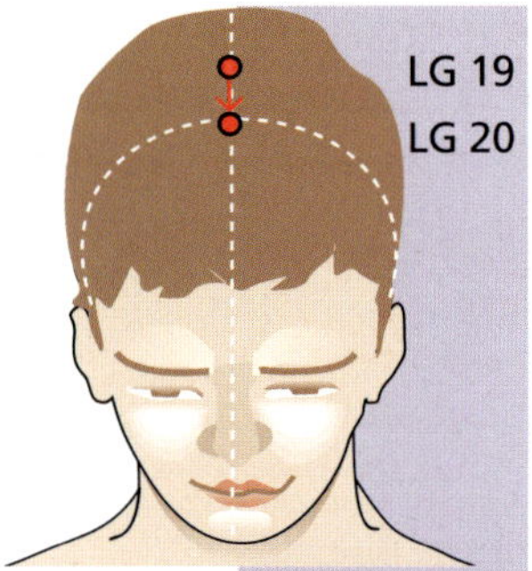

LG 19
liegt ca. 1,5 Querfinger nackenwärts von LG 20 entfernt.

LG 20 liegt auf der Mitte des Schädeldachs, d.h. im Kreuzungspunkt zweier Linien, von denen die eine die Mitte des Kopfes darstellt und die andere durch beide Ohrenachsen zieht.

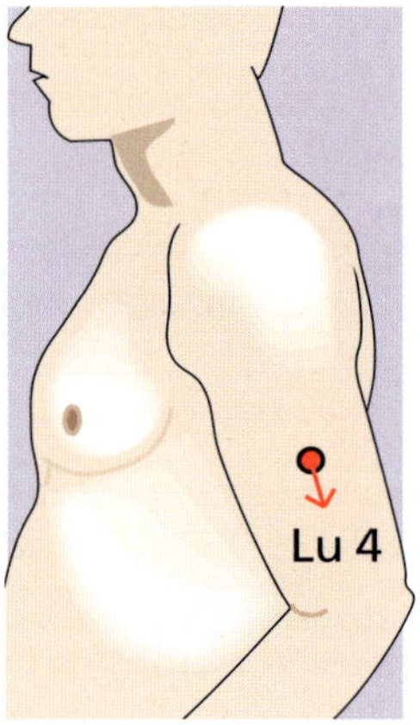

Lu 4
liegt in der Mitte zwischen Schulter und Ellenbogen auf der Außenseite des Oberarmes.

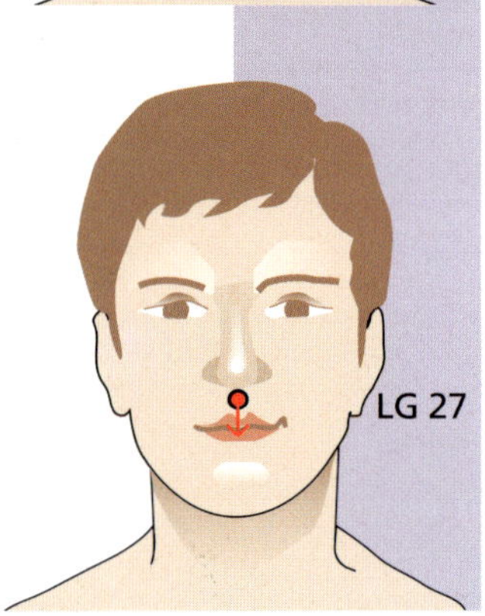

LG 27
liegt in der Furche zwischen Nase und Oberlippe, knapp oberhalb des Lippenrotes.

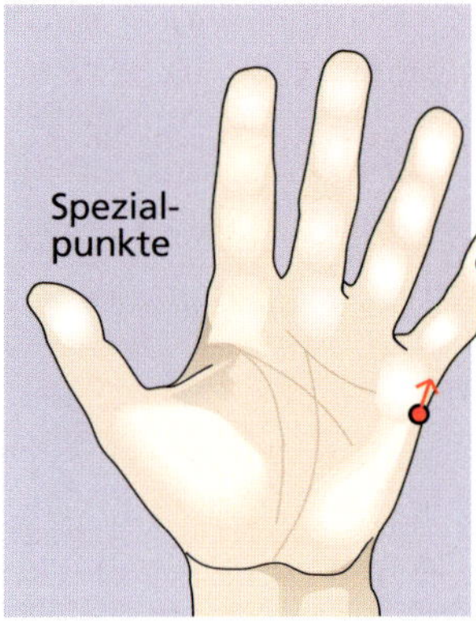

Spezialpunkte
Der eine liegt im Bereich der vordersten Hautfalte auf der Vorderseite des kleinen Fingers, der andere befindet sich am äußeren Handteller im Bereich der sogenannten hinteren Furche.

Akupressur – für Schönheit, Ausstrahlung und Fitneß

Mit Hilfe der Akupressur können Sie aktiv und ohne großen Aufwand etwas für Ihr Aussehen und Ihre Fitneß tun. Sie werden über den Erfolg erstaunt sein, sofern Sie die Akupressur regelmäßig durchführen.

Ein wenig Geduld vorausgesetzt, werden die positiven Veränderungen Ihres Körpers und Ihrer Psyche auch Sie begeistern.

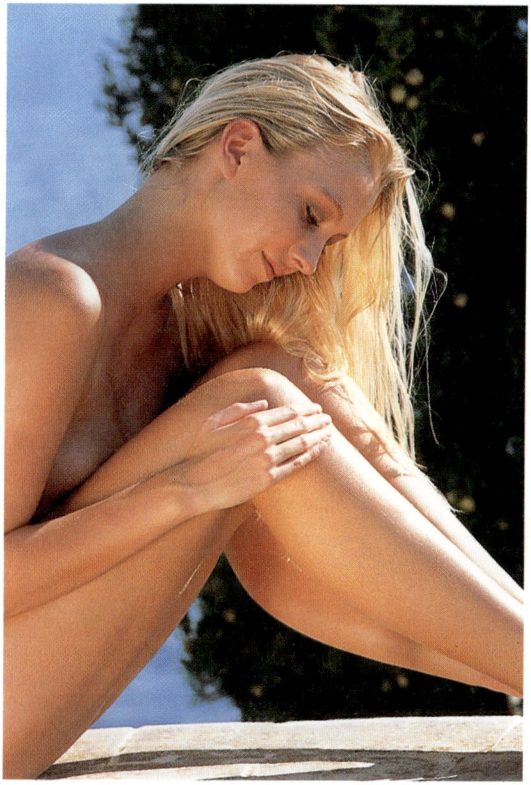

Mit den folgenden Punkten können Sie

- Übergewicht,
- Cellulitis,
- Krampfadern,
- Energiemangel,
- Tränensäcke,
- Falten und
- unschöne Fingernägel

erfolgreich behandeln und vorbeugen.

Eine **schlanke Figur** wünschen sich viele Menchen, und der Druck wird immer stärker, je näher die Badesaison rückt. Die Akupressur kann Ihnen helfen, überschüssige Fettpolster abzubauen. Allerdings werden Sie nicht umhin kommen, Ihre Ernährungsgewohnheiten umzustellen. Nähere Angaben zur Akupressur sind im Kapitel „Abnehmen" (siehe Seite 34) beschrieben.

Cellulitie tritt vor allem bei Frauen nach einer Schwangerschaft auf. Es handelt sich um eine unschöne Veränderung der Hautstruktur (sog. Orangenhaut) besonders im Hüft- und Po-Bereich. Die Akupressur kann einer Cellulitisbildung vorbeugen und diese wieder rückgängig machen. Dazu ist die tägliche Akupressur von MP 9, Ma 32 und Bl 37 notwendig. Alle diese Punkte wirken günstig auf die schlaffe Haut und führen zu einer Straffung. Eine ausreichende Trinkmenge (2 bis 3 l Mineralwasser täglich) und Sport unterstützen den Effekt.

Mit Hilfe der Akupressur können Sie viel für Ihr Aussehen und Ihre Figur tun.

Auch **Falten** im Gesichtsbereich lassen sich durch die Akupressur wieder glätten, sofern man genügend Geduld aufbringt. Manches Lifting wird hierdurch unnötig. Bei Falten im Stirnbereich empfiehlt sich Ga 14. Sind die Falten eher im Mundbereich zu finden, sollten Ma 3 und Ma 4 akupressiert werden.

Unschöne **Fingernägel** lassen sich ebenfalls mit Hilfe der Akupressur beeinflussen. Die wirksamsten Punkte sind Le 8 und

Bl 62, die beide ein gesundes Nagelwachstum anregen und beschleunigen.

Schöne Beine erhalten Sie, wenn Sie die Akupressur befolgen, wie Sie im Kapitel Krampfadern (siehe Seite 77ff.) aufgeführt wird.

Tränensäcke und geschwollene Augenlider lassen sich erfolgreich akupressieren, wie im entsprechenden Kapitel (siehe Seite 78) beschrieben.

Bei **Abgeschlagenheit** und **Müdigkeit** sollten die Punkte behandelt werden, wie sie unter „Energiemangel" (siehe Seite 59) zusammengefaßt sind.

Sie werden schon nach wenigen Anwendungen merken, wie sich Ihre Lebensfreude und -lust steigern und sich Ihre Ausstrahlung positiv verändert.

MP 9

liegt auf der Innenseite des Unterschenkels in einer Vertiefung an der Unterseite des Kniegelenks, knapp vor dem Schienbein.

Ma 32

liegt in der Mitte des vorderen Oberschenkels, ca. 1,5 Handbreit oberhalb des Kniescheibenoberrandes.

Bl 37

liegt auf der Rückseite des Oberschenkels auf der Mittellinie zwischen Gesäßquerfalte und Kniekehlenfalte (auf der Grenze zwischen dem 2. und dem 3. Fünftel).

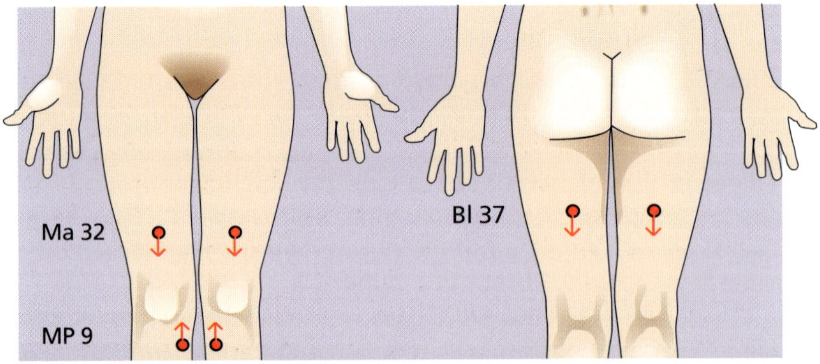

Ga 14
liegt über der Mitte der Augenbrauen auf der Grenze zwischen dem 1. und 2. Drittel der Stirnbreite.

Ma 3
liegt seitlich des Nasenflügels auf Höhe der Augenbrauenmitte.

Ma 4
liegt 0,5 Zentimeter seitlich des Mundwinkels.

Le 8
liegt bei gebeugtem Knie am inneren Ende der Kniegelenksfalte.

Bl 62
liegt in einer Vertiefung unterhalb des äußeren Fußknöchels.

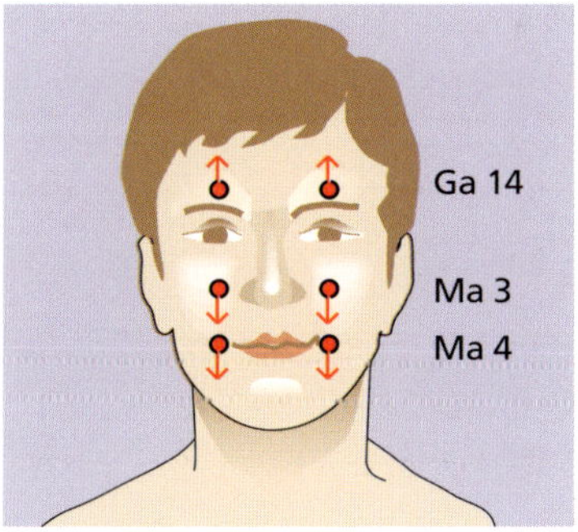

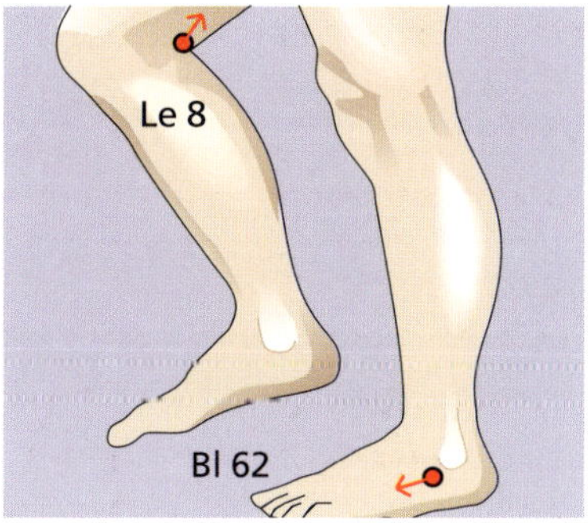

Allergien

Allergien sind auf dem Vormarsch: Immer mehr Menschen sind heutzutage davon betroffen. Als Hauptursache gilt die zunehmende Belastung durch Umweltgifte, die zu Störungen des Immunsystems führen kann. Auslöser – die sogenannten Allergene – gibt es viele: bestimmte Lebensmittel (z.B. Früchte, Nüsse, Kuhmilch), Katzen- und Hundehaare, Hausstaubmilben, Blütenpollen, Waschmittel, Schwermetalle etc.

Allergien treten meist in Form von Hautausschlägen (Ekzemen) mit Rötung, Juckreiz und Quaddelbildung (Nesselsucht) auf. Daneben können Allergien aber auch auf die Schleimhäute schlagen und z.B. Heuschnupfen (siehe Seite 67) oder sogar Asthma (siehe Seite 44) auslösen. Bei Allergien sollten Sie sich unbedingt vom Arzt untersuchen lassen.

Wichtig

Die Akupressur beschleunigt den Heilungsprozeß und vermindert die Überreaktion der Haut.

Die besten Punkte zur Akupressur sind: Ga 41, ein Kardinalpunkt, der besonders gegen Juckreiz wirkt, indem er den Stoffwechsel anregt und die Entgiftung des Körpers fördert. 3E 5 hilft bei Hautkrankheiten aller Art.

Lu 7 sollte besonders dann akupressiert werden, wenn Hautausschläge (Ekzeme) mit heftigem Juckreiz auftreten.

Di 4 und Di 11 unterstützen die Wirkung der genannten Punkte bei Hautallergien gleich welcher Art, wobei auch Bl 40 in die selbe Richtung wirkt.

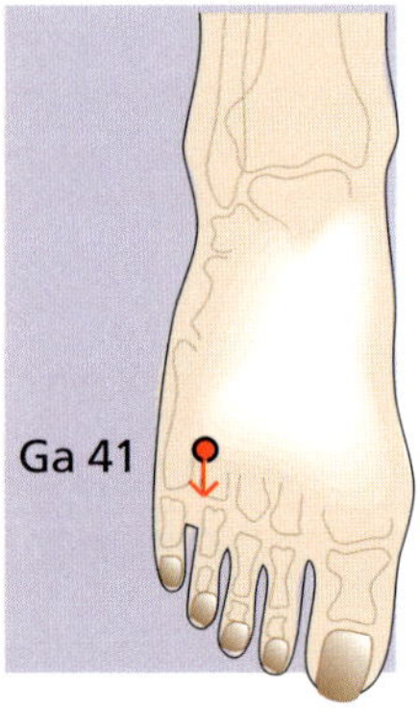

Ga 41
liegt am Fußrücken, eine Daumenbreite oberhalb der Zehengrundgelenke zwischen dem 4. und 5. Mittelfußknochen.

3E 5
liegt auf der Streckseite des Unterarmes in der Mitte zwischen Elle und Speiche, 2 Querfinger entfernt vom Handgelenk.

Lu 7
liegt daumenwärts am äußeren Rand des Unterarmes, etwa 1 Querfinger vor der Handgelenksfalte.

Di 4
liegt genau im Mittelpunkt des Muskelbauches, der sich bildet, wenn der Daumen an den ausgestreckten Zeigefinger gepreßt wird.

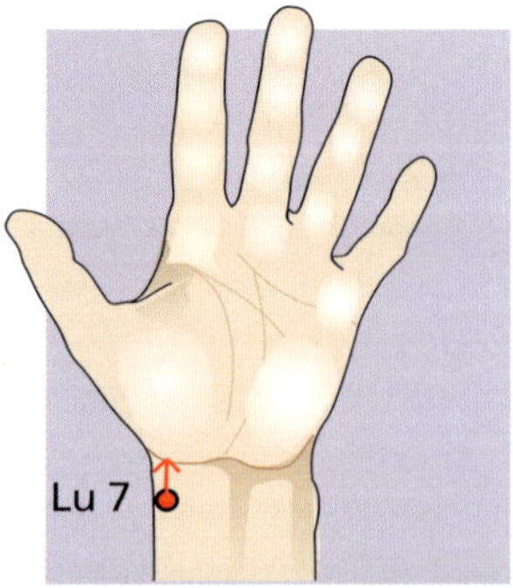

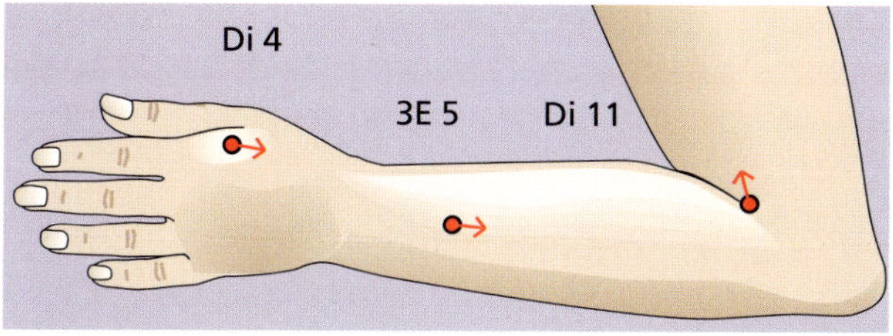

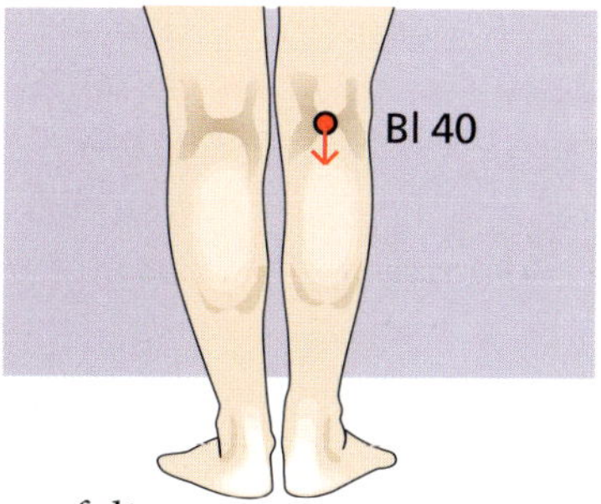

Di 11
liegt bei gebeugtem Arm am äußeren Ende der Ellenbeugefalte.

Bl 40
liegt in der Mitte der Kniekehle.

Angst

Immer mehr Menschen leiden unter unbestimmten Angstzuständen, die sich bis zu Panikattacken steigern können. Angst kann zu Abgeschlagenheit, Antriebslosigkeit, Unruhe, Schlaflosigkeit und sogar zu körperlichen Schmerzen führen.

Aber auch Blutdruckstörungen, Schwindel, Atemnot, Appetitlosigkeit, Durchfall sowie Zittern und kalte Hände können durch Angst hervorgerufen werden.

Abgesehen von bestimmten Situationen (z.B. Angst vor manchen Personen, Prüfungen) und psychisch bedingten Phobien (z.B. Angst vor Tieren, Blitz und Donner, großen Höhen, geschlossenen Räumen, freien Flächen) bleibt der Grund für die Angstzustände meist unklar.

Wichtig

Die Akupressur kann helfen, das seelische Gleichgewicht wieder zu finden und die Angst zu nehmen.

Der wirksamste Punkt ist: Ma 36, auch „Göttliche Gleichmut" genannt, der zu einer Harmonisierung der Psyche und zur allgemeinen Beruhigung führt.

Folgen von Angst, wie Abgeschlagenheit und Schlaflosigkeit, lassen sich mit Akupressur in den Griff kriegen.

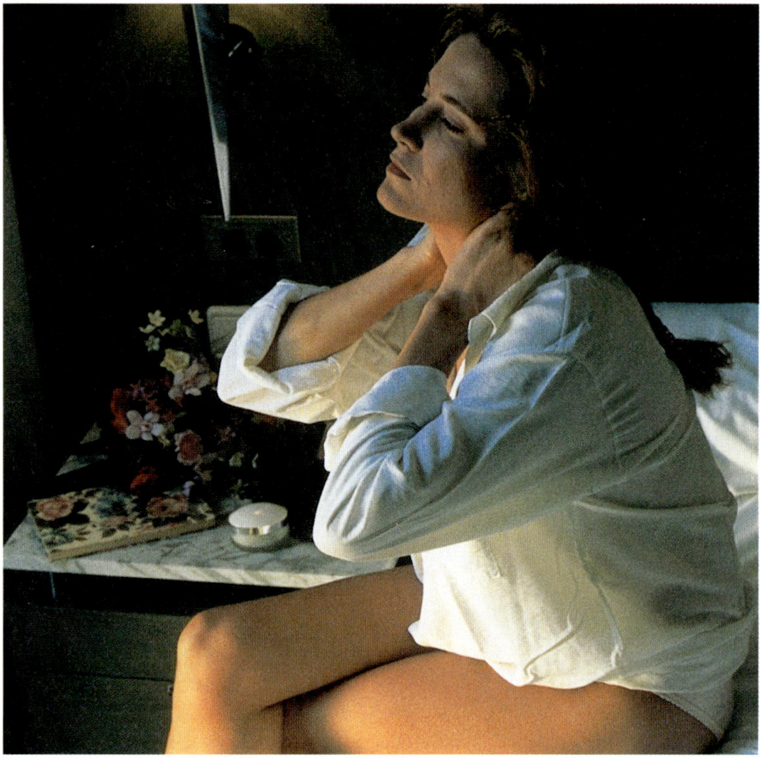

Als weitere sehr wichtige Punkte sind KS 6, KG 15 und Dü 3 zu nennen, die ebenfalls einen Ausgleich der Psyche bewirken. Dieses Akupressurprogramm gilt vor allem für Prüfungsängste.

Ma 36
liegt seitlich am Unterschenkel direkt unter dem Ringfinger, wenn Sie Ihren Handteller auf die Kniescheibe setzen.

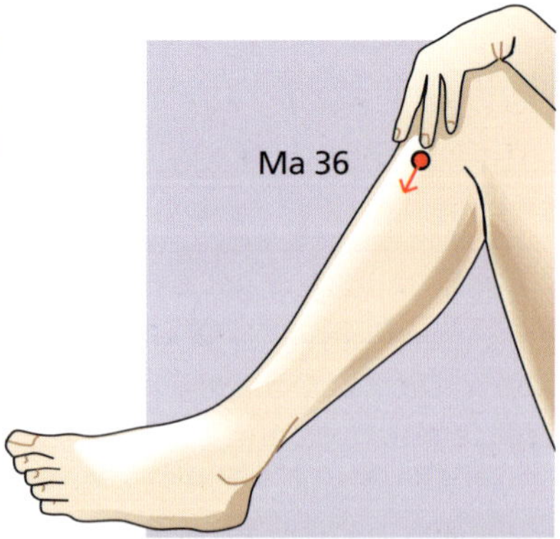

KS 6
liegt in der Mitte der Unterarmunterseite zwischen Elle und Speiche, ca. 1,5 Daumenbreiten vor der Handgelenksfurche.

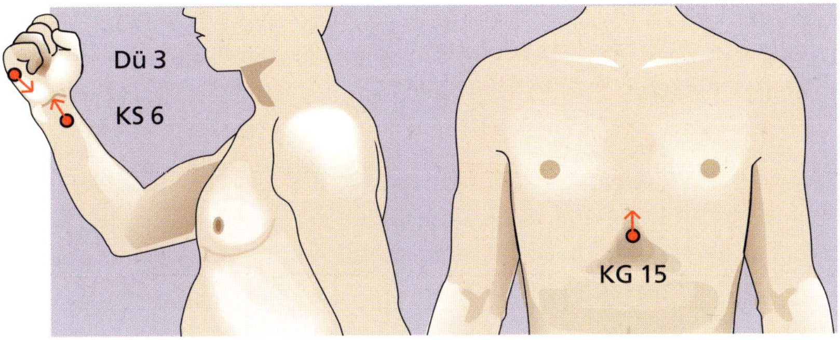

KG 15
liegt 1/2 Querfinger unterhalb des Brustbeinschwertfortsatzes.

Dü 3
liegt bei geschlossener Faust am Ende des Kleinfingergrundgelenkes. Dort bildet sich eine Hautfalte, an deren Ende der Akupressurpunkt zu finden ist.

Appetitlosigkeit

Appetitlosigkeit tritt vor allem bei Kindern auf und ist eine Störung, die meist nur vorübergehender Art ist. Dauert sie hingegen länger an, sollte eine ernstere Erkrankung ausgeschlossen werden, die sowohl seelischen wie auch körperlichen Ursprungs sein kann. Die Akupressur kann bei allen leichten Formen von Appetitlosigkeit mit Erfolg eingesetzt werden.

Wichtig

Sollte die Unlust am Essen länger anhalten, gehört die Abklärung in die Hand des Arztes.

Die Wirkung der Akupressur erfolgt über die Psyche und die Verdauungsorgane. Zu den wirkungsvollsten Punkten zählt H 9, ein Meisterpunkt auf dem Herzmeridian, der wie Ma 36 die Psyche ausgleicht.

MP 4 und KS 6 sind ebenfalls sehr wichtig, da sie regulierend auf alle Verdauungs- und Stoffwechselstörungen einwirken.

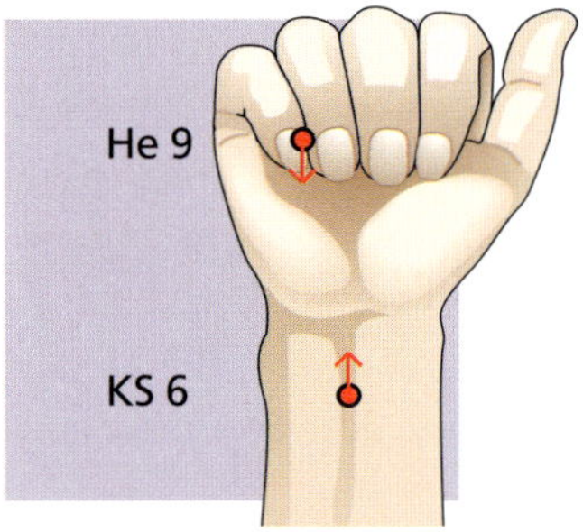

He 9
liegt am innenseitigen Nagelfalz des kleinen Fingers.

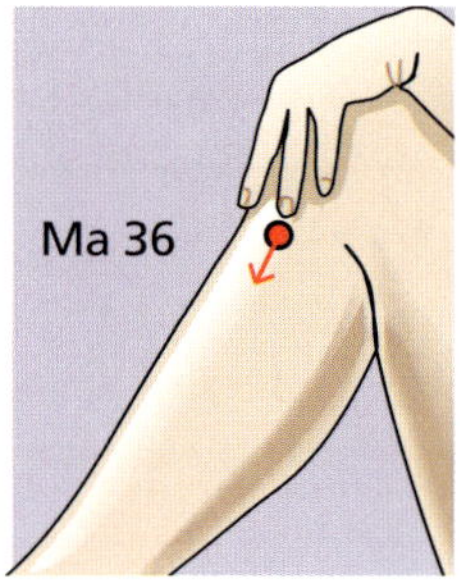

Ma 36
liegt seitlich am Unterschenkel direkt unter dem Ringfinger, wenn Sie Ihren Handteller auf die Kniescheibe setzen.

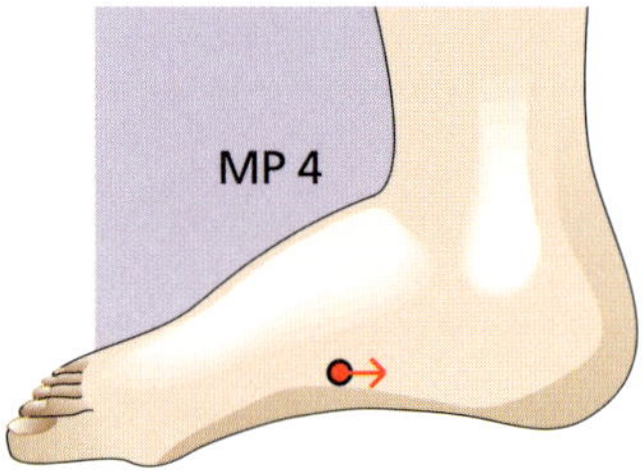

MP 4
liegt in der Mitte der Fußinnenseite.

KS 6
liegt in der Mitte der Unterarmunterseite zwischen Elle und Speiche, ca. 1,5 Daumenbreiten vor der Handgelenksfurche.

Asthma

Unter Asthma versteht man anfallsweise auftretende Atembeschwerden, die durch eine krampfartige Verengung der feinsten Bronchialäste in den Lungen ausgelöst werden.

In der Folge kommt es zu Kurzatmigkeit, Atemnot und Erstickungsangst. Manchmal ist auch eine Allergie Auslöser für das Asthma. Grundsätzlich muß bei Asthma ein Arzt konsultiert werden! Mit Hilfe der Akupressur läßt sich der akute Asthmaanfall (in Ergänzung zu schulmedizinischen Maßnahmen) wirkungsvoll abmildern. Langfristig kann auch die Häufigkeit der Anfälle deutlich gesenkt werden.

Die wichtigsten Punkte sind: Lu 7, Kardinalpunkt für alle Erkrankungen im Brustraum, Dü 3 ein Meisterpunkt gegen spastische Verkrampfungen, Bl 62, der die Wirkung von Dü 3 unterstützt, sowie Ni 6, der eine Entspannung der verkrampften Bronchialäste bewirkt und die Erstickungsangst nimmt.

Eine ähnliche Wirkung besitzen Ma 36 sowie KS 6. Sollte eine Allergie das Asthma auslösen, können die unter Allergien (siehe Seite 39) beschriebenen Punkte eingesetzt werden.

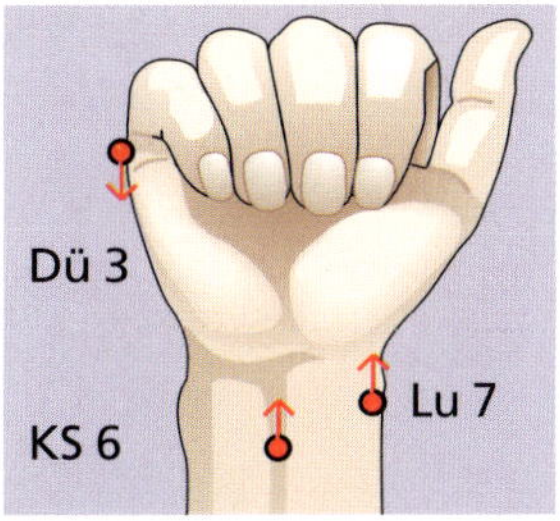

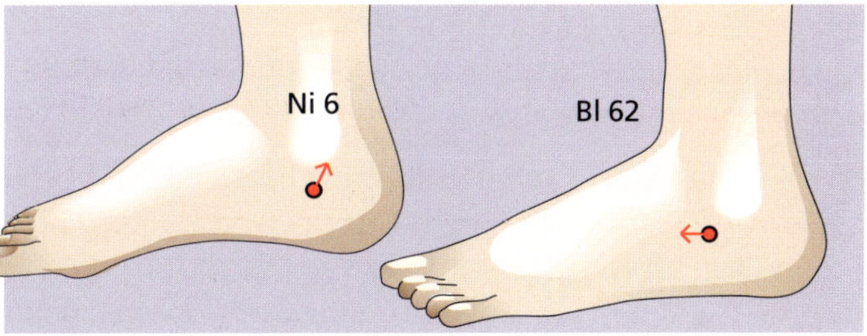

Lu 7
liegt daumenwärts am äußeren Rand des Unterarmes, etwa 1 Querfinger vor der Handgelenksfalte.

Dü 3
liegt bei geschlossener Faust am Ende des Kleinfingergrundgelenkes. Dort bildet sich eine Hautfalte, an deren Ende der Akupressurpunkt zu finden ist.

Bl 62
liegt in einer Vertiefung unterhalb des äußeren Fußknöchels.

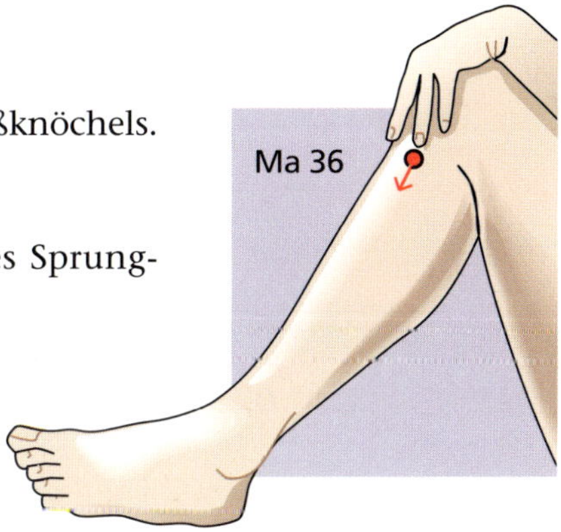

Ni 6
liegt genau unterhalb des inneren Knöchels des Sprunggelenkes.

Ma 36
liegt seitlich am Unterschenkel direkt unter dem Ringfinger, wenn Sie Ihren Handteller auf die Kniescheibe setzen.

KS 6
liegt in der Mitte der Unterarmunterseite zwischen Elle und Speiche, ca. 1,5 Daumenbreiten vor der Handgelenksfurche.

Blähungen

Blähungen entstehen durch eine übermäßige Gasbildung im Darm. Ursache kann eine Funktionsstörung der Bauchspeicheldrüse, der Gallenblase oder der Darmbewegung sein. Auch ein verstärktes Luftschlucken während des Essens und Trinkens, aber auch unabhängig von den Malzeiten kann besonders bei psychisch labilen Patienten zu Blähungen führen.

Blähungen lassen sich gut mit der Akupressur behandeln, doch sollte auch hier bei länger bestehenden Beschwerden unbedingt ein Arzt aufgesucht werden.

Zur Akupressur eignet sich vor allem KS 6, ein Kardinalpunkt, der bei allen Erkrankungen des Verdauungstraktes und speziell bei Brechreiz und Darmverkrampfung wirkt. Di 4 stärkt den Dick- und Mastdarm und reguliert eine übermäßige Gasbildung. Blähungen, denen Verdauungsstörungen zugrunde liegen, lassen sich mit dem Punkt MP 4 günstig beeinflussen. Ga 41 und Dü 3 sind beides Kardinalpunkte und bei kolikartigen Bauchkrämpfen wirksam.

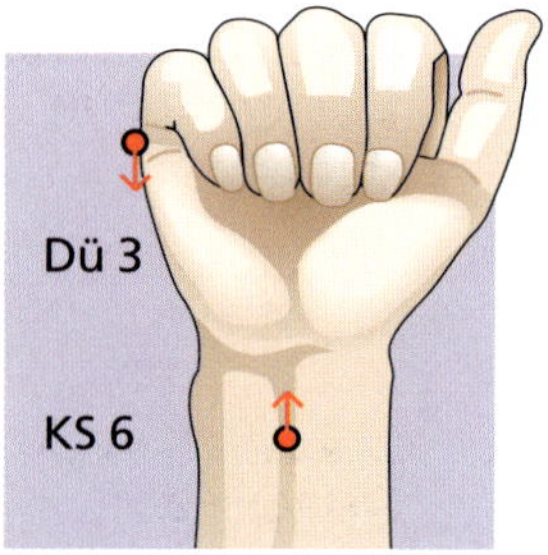

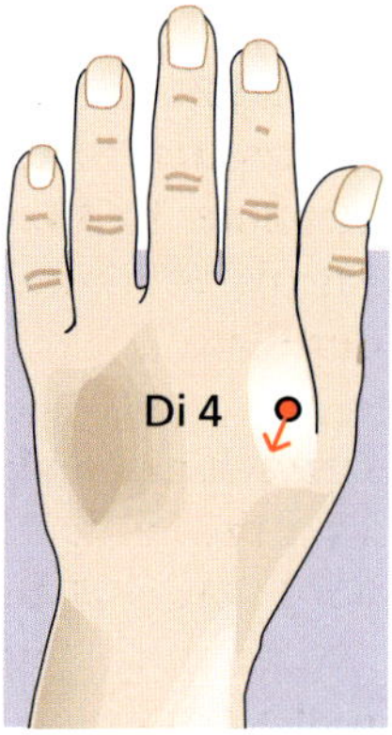

KS 6
liegt in der Mitte der Unterarmunterseite zwischen Elle und Speiche, ca. 1,5 Daumenbreiten vor der Handgelenksfurche.

Di 4
liegt genau im Mittelpunkt des Muskelbauches, der sich bildet, wenn der Daumen an den ausgestreckten Zeigefinger gepreßt wird.

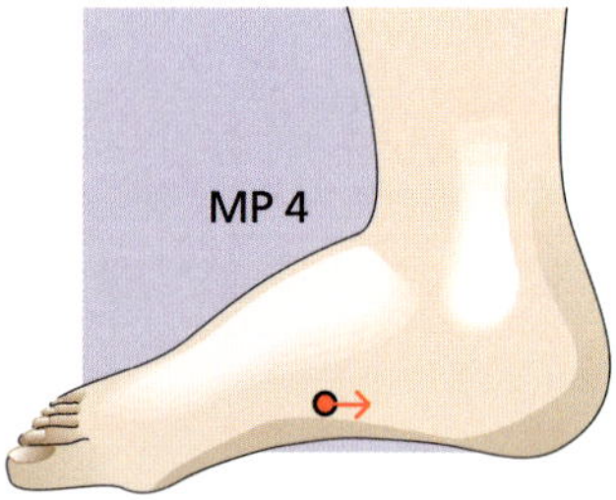

MP 4
liegt in der Mitte der Fußinnenseite.

Dü 3
liegt bei geschlossener Faust am Ende des Kleinfingergrundgelenkes. Dort bildet sich eine Hautfalte, an deren Ende der Akupressurpunkt zu finden ist.

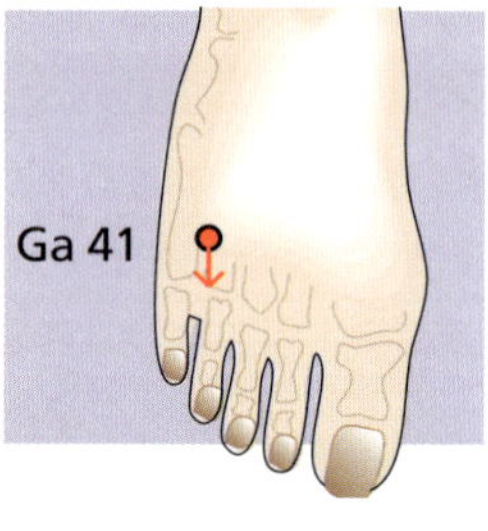

Ga 41
liegt am Fußrücken, eine Daumenbreite oberhalb der Zehengrundgelenke zwischen dem 4. und 5. Mittelfußknochen.

Blasenstörungen

Blasenstörungen können ihre Ursache in einer Anfälligkeit für Blasenentzündungen haben, oftmals handelt es sich jedoch lediglich um eine sogenannte Reizblase. Typisch für Blasenstörungen ist der häufige Harndrang. Brennen beim Wasserlassen oder Schmerzen im Blasenbereich sind Hinweise auf eine Entzündung.

Kennzeichen ist der häufige Harndrang.

Mit Hilfe der Akupressur ist es möglich, die Anfälligkeit für Blasenentzündungen zu reduzieren und auf die auslösenden Ursachen einer Reizblase, die meistens psychischer Art sind, günstig einzuwirken.

Als wichtigster Punkt zur Akupressur gilt Ni 6, der Kardinalpunkt ist und bei allen Erkrankungen der Blase und der ableitenden Harnwege eine gute Wirkung zeigt.

Blasenentzündungen

Stehen **Blasenentzündungen** im Vordergrund der Beschwerden, so empfiehlt sich die zusätzliche Akupressur von: Bl 67, ein allgemeiner Kräftigungspunkt der Blasenfunktion, Le 6 sowie Bl 30. Alle diese Punkte führen zu einer generellen Stärkung im Bereich der Blase.

Reizblase

Handelt es sich bei den Beschwerden eher um eine **Reizblase**, so sind die Punkte Ma 36 mit seiner ausgleichenden psychischen Funktion, Le 3 als Meisterpunkt gegen Verkrampfungen sowie LG 20 mit spezieller Wirkung auf die Blase die besten Punkte zur Akupressur.

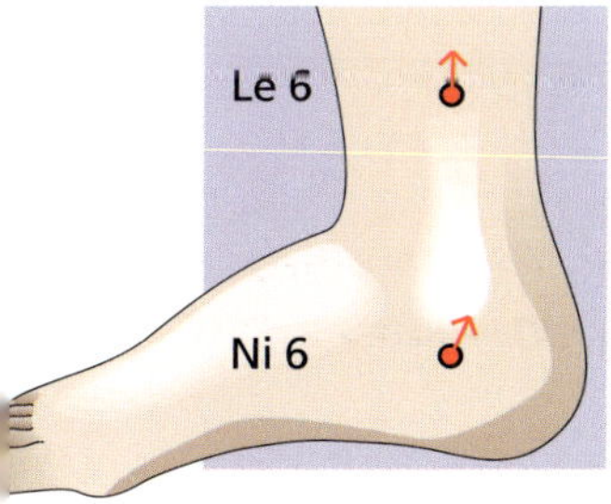

Ni 6
liegt genau unterhalb des inneren Knöchels des Sprunggelenkes.

Bl 67
liegt am äußeren Nagelfalz der kleinen Zehe.

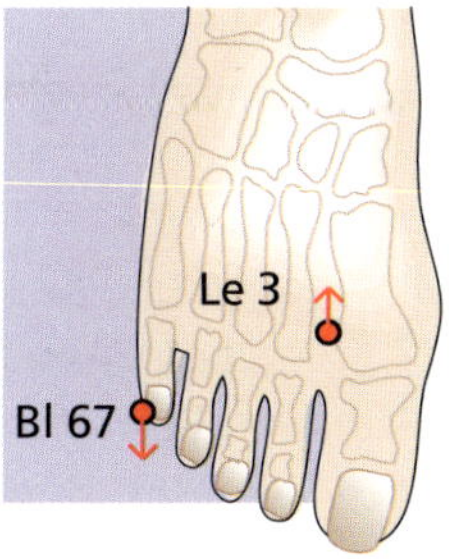

Le 6
liegt auf der Innenseite des Unterschenkels, 7 Querfinger oberhalb des Knöchels.

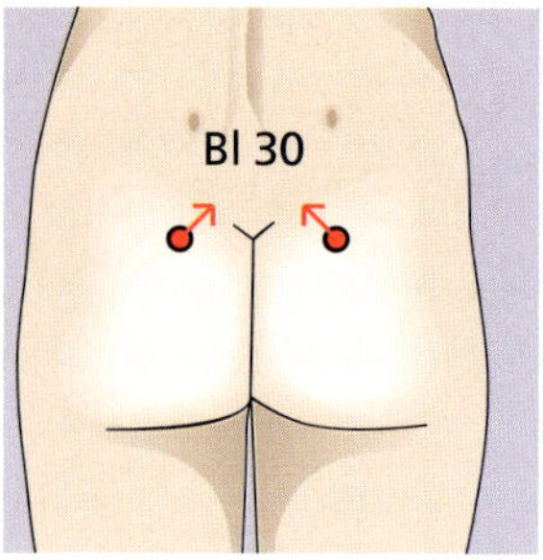

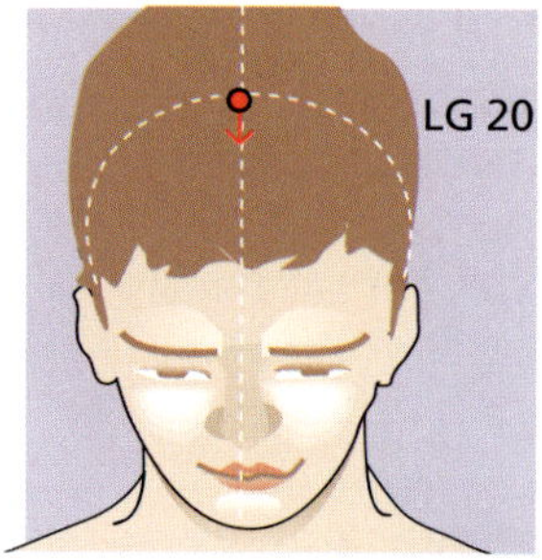

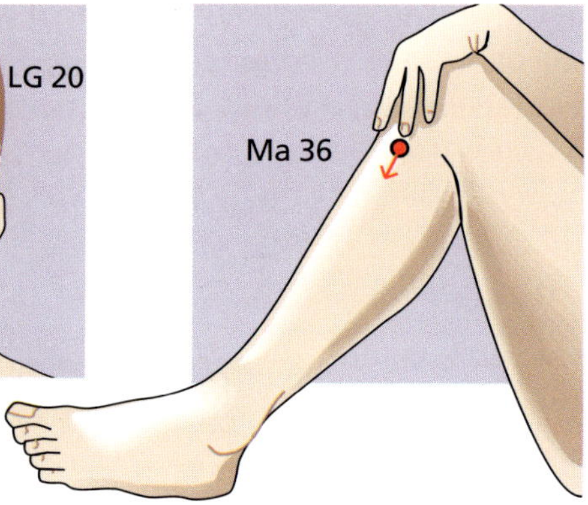

Bl 30
liegt 2 bis 3 Querfinger seitlich vom Beginn der Anusfalte.

Le 3
liegt am Fußrücken, einen Querfinger oberhalb des Zehengrundgelenkes zwischen dem 1. und 2. Mittelfußknochen.

LG 20
liegt auf der Mitte des Schädeldaches in einer gedachten Kreuzungsstelle zweier Linien, von denen die eine die Mitte des Kopfes darstellt und die andere durch beide Ohrenachsen zieht.

Ma 36
liegt seitlich am Unterschenkel direkt unter dem Ringfinger, wenn Sie Ihren Handteller auf die Kniescheibe setzen.

Blutdruckstörungen

Mit Hilfe der Akupressur können Sie sowohl einen zu niedrigen (Hypotonie) als auch einen erhöhten Blutdruck (Hypertonie) günstig beeinflussen.

Dadurch benötigen Sie weniger Medikamente, manchmal können Sie sie sogar vollständig absetzen.

Dies gilt vor allem für die Formen, bei denen eine vegetative Regulationsstörung und keine organische Ursache zugrunde liegt. Vor einer Selbstbehandlung mit Akupressur sollten Sie daher immer erst einen Arzt zur Abklärung aufsuchen.

Niedriger Blutdruck (Hypotonie)

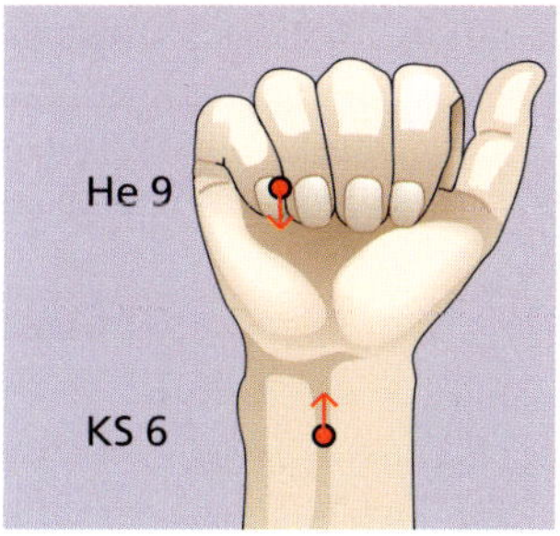

Bei zu niedrigem Blutdruck sind die folgenden Punkte besonders wirksam: KS 6, ein Kardinalpunkt, der ganz generell die Energiesituation des Körpers verbessert. Daneben He 9, der das Herz und den Kreislauf anregt. Bl 23 rundet das Programm ab.

KS 6
liegt in der Mitte der Unterarmunterseite zwischen Elle und Speiche, etwa 1,5 Daumenbreiten vor der Handgelenksfurche.

He 9
liegt am innenseitigen Nagelfalz des kleinen Fingers.

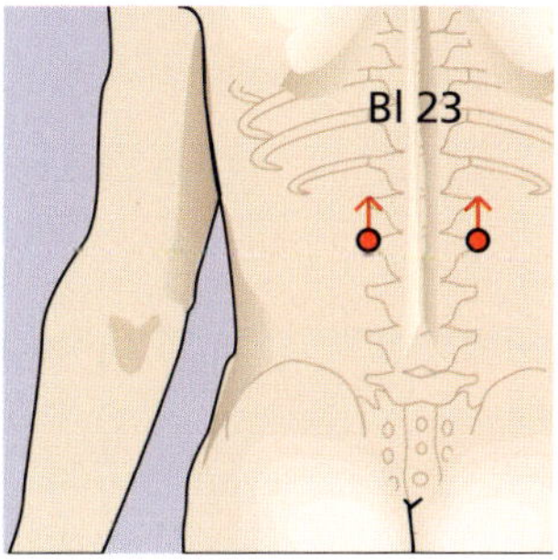

Bl 23
liegt genau zwischen der Mittellinie des Rückens und der Linie der Schulterblattinnenkante in Höhe des Dornfortsatzes des 2. Lendenwirbels.

Hoher Blutdruck (Hypertonie)

Bei zu hohem Blutdruck sind vor allem die Punkte He 7 und Ga 20 wirksam. He 7 beruhigt das Herz, Ga 20 wirkt ausgleichend auf das unbewußte, vegetative Nervensystem.

He 7
liegt in der Handgelenksfalte am Außenrand.

Ga 20
liegt am Hinterkopf unter dem Schädel zwischen dem hinteren Nacken- und dem Kopfwendermuskel.

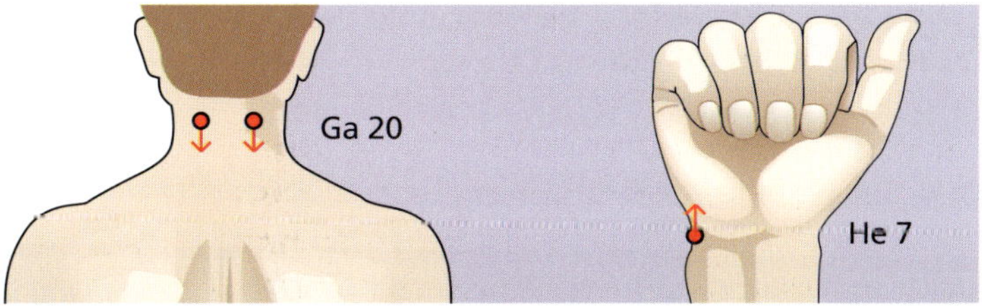

Brechreiz

Beim Brechreiz handelt es sich um eine Störung im Bereich der Muskulatur von Schlund und Magen. Sie kann bei einer längeren Fahrt im Auto, Autobus oder Flugzeug als sogenannte **Reisekrankheit** auftreten.

Aber auch während den ersten Wochen einer Schwangerschaft besteht oftmals ein verstärkter Brechreiz ohne eigentliche Ursache. Man spricht vom sogenannten **Schwangerschaftserbrechen.**

Die Akupressur kann in beiden Fällen sehr günstig wirken. Sie können sie auch dann einsetzen, wenn Sie im Rahmen einer Migräne unter Übelkeit und Brechreiz leiden.

Vorsicht

Ist der Brechreiz die Folge einer Nahrungsmittelvergiftung, z.B. durch den Genuß verdorbener Speisen, so sollte er niemals mit Akupressur unterdrückt werden. Hier ist das Erbrechen eine natürliche Reaktion des Körpers, sich von der verdorbenen Nahrung wieder zu befreien. Nach dem Erbrechen klingt die Übelkeit meist sofort ab.

Folgende Akupressurpunkte sind sehr zu empfehlen: KS 6, ein Kardinalpunkt gegen Übelkeit und Erbrechen, zusätzlich KG 12, ein Meisterpunkt für alle Beschwerden im Magenbereich.

Daneben wirkt Ma 36 beruhigend und dämpfend auf das Brechzentrum. Le 14 ist ein spezieller Punkt bei Brechreiz im Rahmen einer See- oder Reisekrankheit.

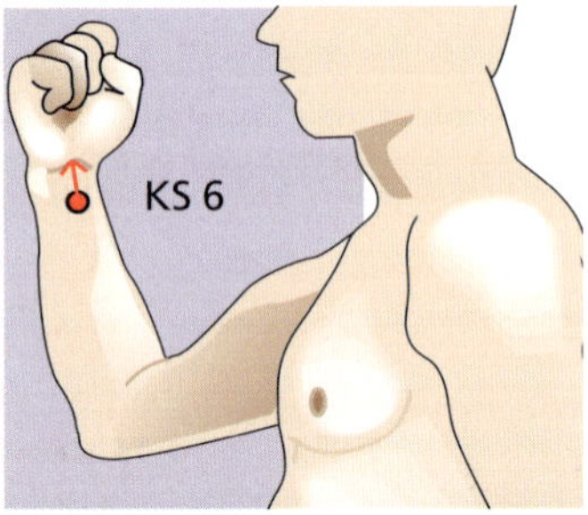

KS 6
liegt in der Mitte der Unterarmunterseite zwischen Elle und Speiche, etwa 1,5 Daumenbreiten vor der Handgelenksfurche.

Ma 36
liegt seitlich am Unterschenkel direkt unter dem Ringfinger, wenn Sie Ihren Handteller auf die Kniescheibe setzen.

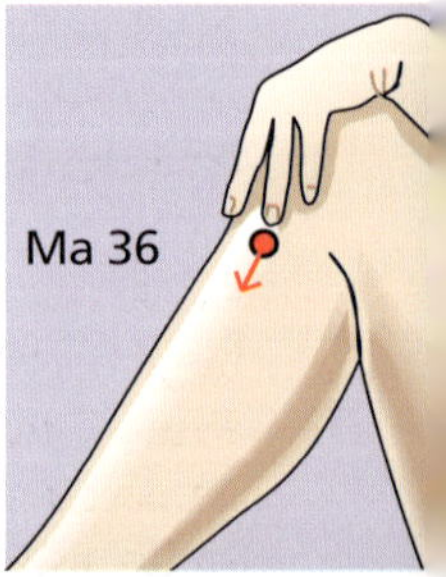

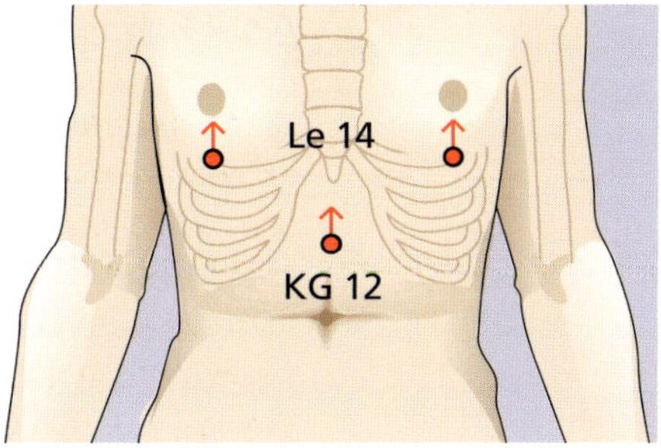

KG 12
liegt in der Bauchmitte zwischen dem Bauchnabel und dem unteren Brustbeinende.

Le 14
liegt am inneren Ende des 6. Rippenzwischenraumes nahe dem Brustbein.

Bronchitis

Bronchitis und Husten sind oft Begleiterscheinungen eines grippalen Infekts, sie können aber auch Folge von äußeren Reizen wie Kälte, Staub oder Zigarettenrauch sein. Die Ursache für den Hustenreiz ist eine akute Entzündung der Bronchien, die mit einem schmerzhaften, zu Anfang meist trockenen Husten einhergeht. Oft kommt es erst im späteren Verlauf zu schleimigem Auswurf.

Wichtig

- Die Akupressur kann helfen, den Schleim besser abzuhusten und den quälenden Hustenreiz zu lindern.
- Bei hohem Fieber und gelbgrünem Auswurf sollte unbedingt ein Arzt aufgesucht werden.

Folgende Punkte sind für die Akupressur besonders wirksam: Lu 1 als Meisterpunkt gegen alle Erkrankungen im Brustraum. KG 22, der besonders bei Reiz- und Kitzelhusten wirkt, sowie Lu 5, der eher bei nächtlichem Hustenreiz und Atemnot zu rascher Linderung führt. Bei Bronchitis im Rahmen grippaler Infekte ist auch Lu 9 sehr gut wirksam. Weitere Lokalisationen sind unter Erkältungskrankheiten (siehe Seite 60) zusammengefaßt.

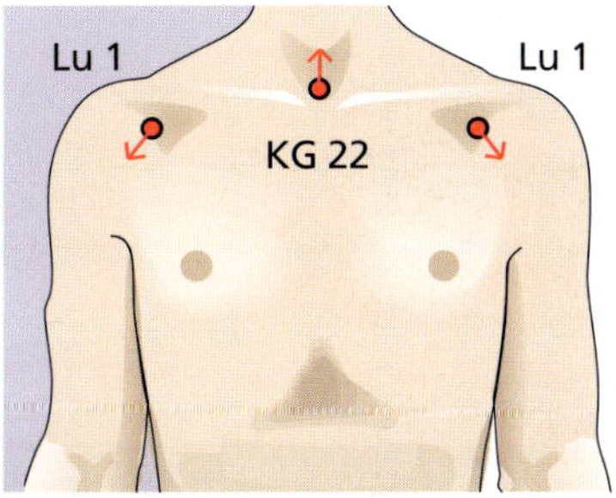

Lu 1
liegt unter dem äußeren Ende des Schlüsselbeins, einen Querfinger unter der Mitte in einer Grube, die deutlich sichtbar wird, wenn man die Arme in die Taille stützt.

KG 22
liegt ca. 1/2 bis 1 Querfinger oberhalb des Sternbeines in der Grube zwischen oberem Brustbeinende und Kehlkopf.

Lu 5
liegt in der Mitte der Ellenbeuge an der daumenwärts gelegenen Seite der Bizepssehne.

Lu 9
liegt auf der Beugeseite des Unterarmes daumenwärts in der Handgelenksfurche am Rand.

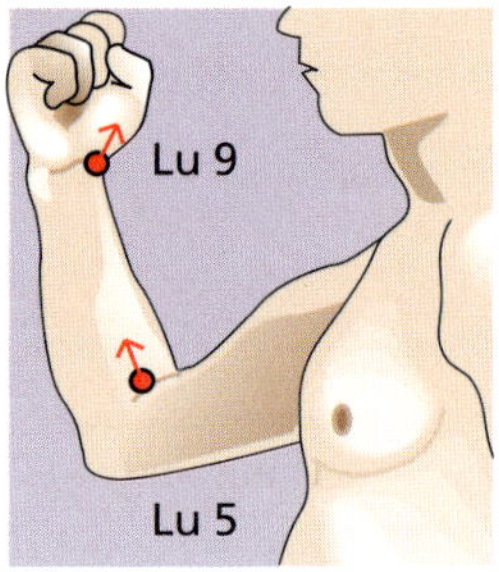

Darmträgheit

Für eine Darmträgheit oder Verstopfung kommen vor allem zwei Ursachen in Betracht: Zum einen kann die Darmmuskulatur so schlaff sein, daß der Stuhl nicht weiter nach außen transportiert wird. Aber auch das Gegenteil, das heißt eine zu starke Verkrampfung der Darmmuskulatur, kann zur Verstopfung führen. Man spricht von einem übererregten Darm (spastische Verstopfung). Ihr liegen oftmals seelische Ursachen wie Überlastung, Streß etc. zugrunde.

Vor der Behandlung einer chronischen Verstopfung müssen ernsthafte Grundleiden ausgeschlossen werden. Sie können die Wirksamkeit der Akupressur noch durch weitere Maßnahmen zur Stuhlregulation unterstützen:

Tips zur Stuhlregulation

- Treiben Sie Sport und bewegen Sie sich viel an der frischen Luft.
- Stellen Sie Ihre Eßgewohnheiten um, legen Sie Wert auf ballaststoffreiche Nahrung.
- Trinken Sie mindestens 2 bis 3 Liter Flüssigkeit am Tag, vor allem Mineralwasser und Kräutertees.

Bei einer Darmträgheit helfen die Punkte Di 4 und Di 11, beides Aktivierungspunkte des Dickdarmes, sowie Ma 37, ein spezieller Punkt, der auf den Darmbereich regulierend wirkt.

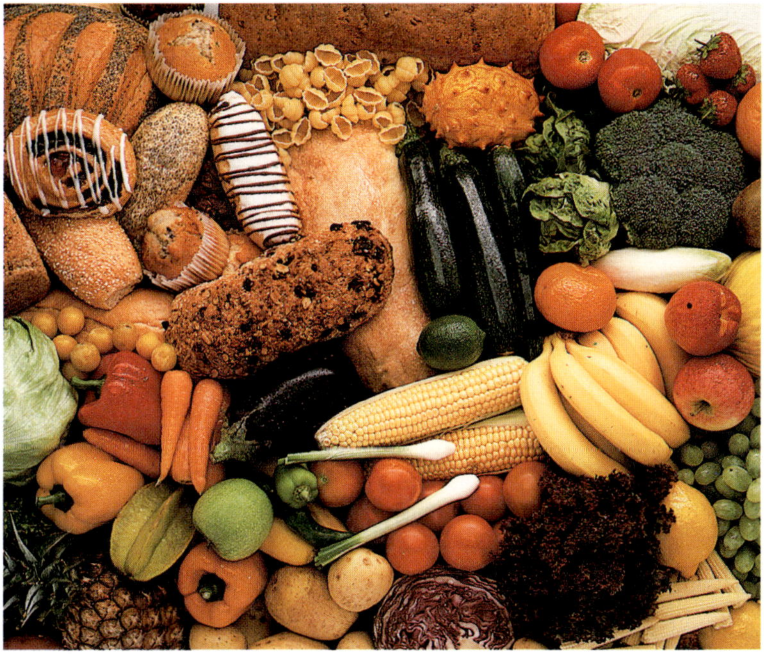

Nehmen Sie viel Ballaststoffe zu sich: Das bringt Ihren Darm wieder in Schwung.

Bei der sogenannten nervösen spastischen Verstopfung helfen Dü 3 und Le 3 als Meisterpunkte gegen Verkrampfungen aller Art nebst Le 2 und Di 4. Di 4 und Ma 36 wirken entspannend auf die Psyche und regulieren damit seelische Ursachen.

Di 4
liegt genau im Mittelpunkt des Muskelbauches, der sich bildet, wenn der Daumen an den ausgestreckten Zeigefinger gepreßt wird.

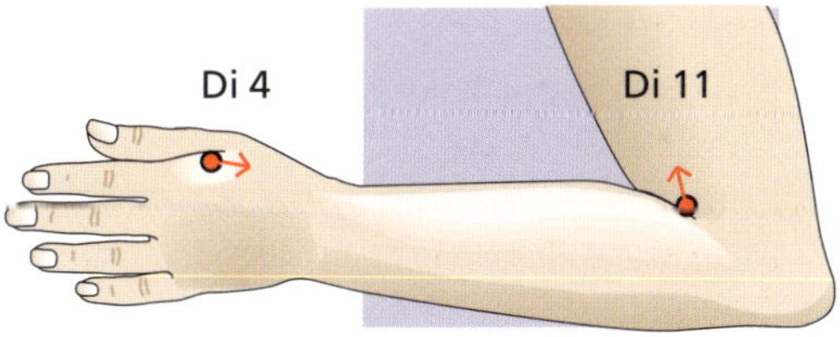

Di 11
liegt bei gebeugtem Arm am äußeren Ende der Ellenbeugefalte.

Ma 37
liegt am Unterschenkel 2 Querfinger seitlich der Schienbeinaußenseite, ca. 8 Querfinger unterhalb der Kniescheibe.

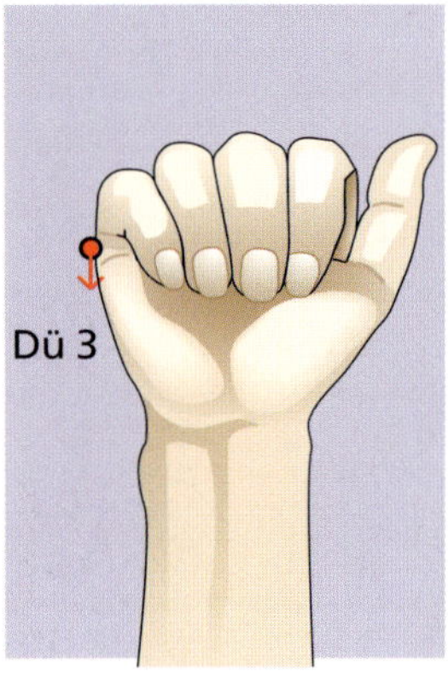

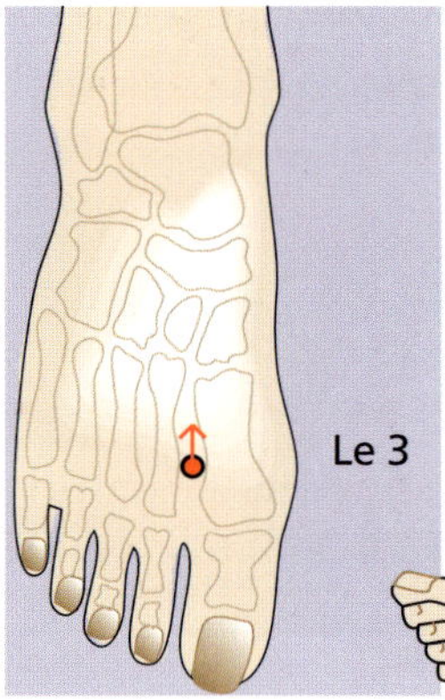

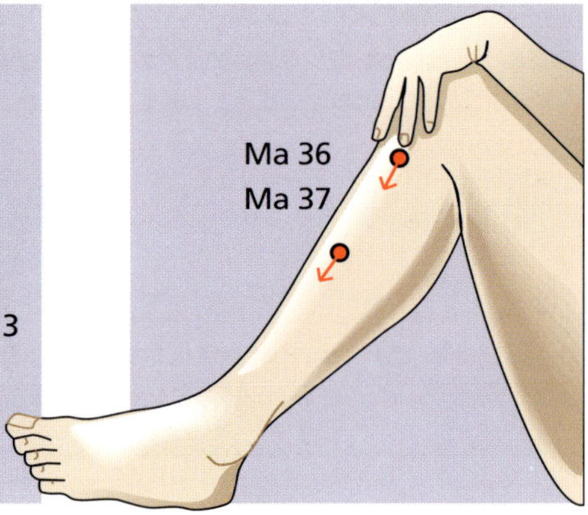

Dü 3
liegt bei geschlossener Faust am Ende des Kleinfingergrundgelenkes. Dort bildet sich eine Hautfalte, an deren Ende der Akupressurpunkt zu finden ist.

Le 3
liegt am Fußrücken, einen Querfinger oberhalb des Zehengrundgelenkes zwischen dem 1. und 2. Mittelfußknochen.

Ma 36
liegt seitlich am Unterschenkel direkt unter dem Ringfinger, wenn Sie Ihren Handteller auf die Kniescheibe setzen.

Depressive Verstimmung

Eine depressive Verstimmung geht oft mit Schwermut, Niedergeschlagenheit und Schlafproblemen einher. Solange die seelische Störung nur von kurzer Dauer ist, kann die Akupressur versucht werden.

Bei länger bestehenden depressiven Zuständen sollte unbedingt ein Arzt aufgesucht werden.

Die Akupressur wirkt über Punkte, die auf die Psyche großen Einfluß nehmen: He 9 ist der wirkungsvollste Antidepressionspunkt, der auch „Punkt der Freude“ genannt wird. Seine Wirkung verstärkt sich durch die Mitbehandlung des Punktes Lu 7, der mit der Psyche in engem Zusammenhang steht. Als weitere

Lokalisation sollten KS 6, ein Kardinalpunkt gegen depressive Verstimmungen, und Ma 36 zur allgemeinen Beruhigung akupressiert werden.

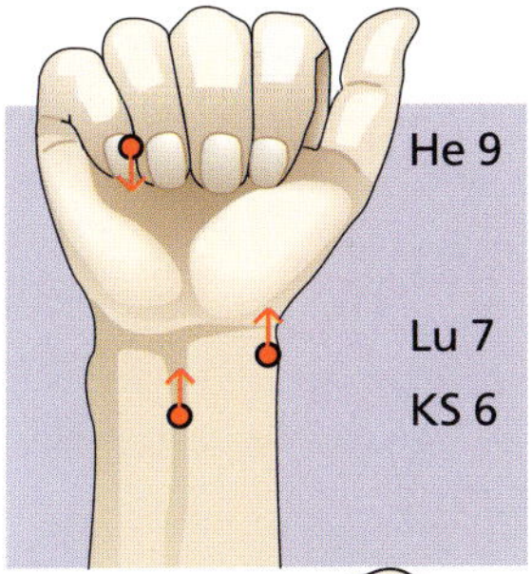

He 9
liegt am innenseitigen Nagelfalz des kleinen Fingers.

KS 6
liegt in der Mitte der Unterarmunterseite zwischen Elle und Speiche, etwa 1,5 Daumenbreiten vor der Handgelenksfurche.

Lu 7
liegt daumenwärts am äußeren Rand des Unterarmes, etwa 1 Querfinger vor der Handgelenksfalte.

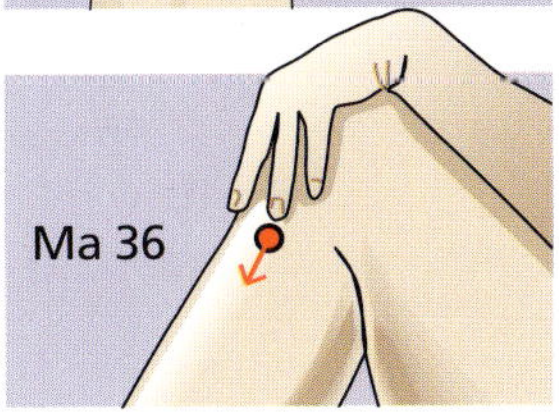

Ma 36
liegt seitlich am Unterschenkel direkt unter dem Ringfinger, wenn Sie Ihren Handteller auf die Kniescheibe setzen.

Durchblutungsstörungen der Arme und Hände

Unter kalten Händen und Armen haben viele Menschen zu leiden; häufig sind sie dadurch in ihrer Lebensqualität sehr eingeschränkt. Nur in ganz seltenen Fällen findet sich als Ursache eine organische Erkrankung, wie z.B. eine Verkalkung der Arm- und Handarterien (Arteriosklerose).

In den meisten Fällen handelt es sich bei dem Kältegefühl in den Händen um eine nervöse Übererregbarkeit des unbewußten Nervensystems, die zu Durchblutungsstörungen in den feinen Kapillargefäßen führt. Die Finger und Hände blassen ab und werden kalt. Manchmal kommen zu diesen Effekten noch Schmerzen dazu.

Beachten Sie

Die Akupressur kann hilfreich sein, sofern organische Ursachen ausgeschlossen werden konnten.

Sie wird mit den folgenden Punkten durchgeführt: KS 6, ein Kardinalpunkt mit allgemein regulierenden Eigenschaften auf die Durchblutung und Zirkulation.

Daneben führt Dü 3 zu einer Entkrampfung der übererregten Gefäßmuskulatur. Unterstützend können Sie den Punkt 3E 5 mitbehandeln, der in gleicher Weise wirkt.

KS 6
liegt in der Mitte der Unterarmunterseite zwischen Elle und Speiche, etwa 1,5 Daumenbreiten vor der Handgelenksfurche.

Dü 3
liegt bei geschlossener Faust am Ende des Kleinfingergrundgelenks. Dort bildet sich eine Hautfalte, an deren Ende der Akupressurpunkt zu finden ist.

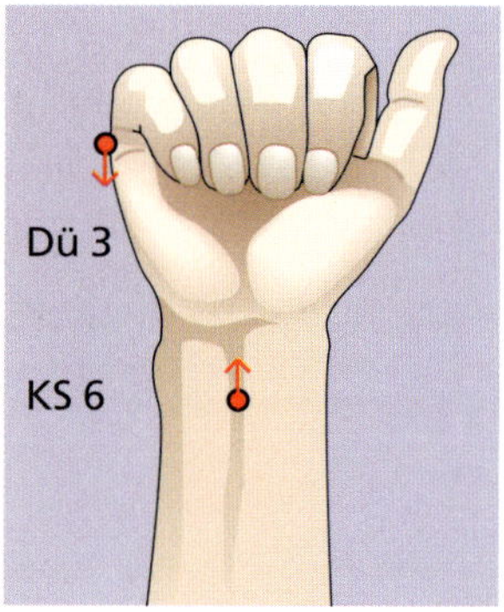

3E 5
liegt auf der Streckseite des Unterarmes in der Mitte zwischen Elle und Speiche, 2 Querfinger entfernt vom Handgelenk.

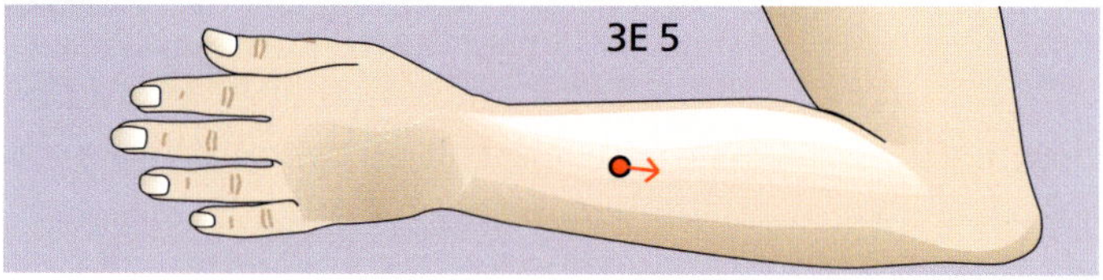

Durchblutungsstörungen der Füße

Kalte Füße sind ein Problem, das viele Menschen betrifft. Diese Durchblutungsstörungen können funktionell, das heißt als Folge einer unbewußten nervösen Muskelverkrampfung, entstehen oder auch eine organische Ursache haben.

Zum Beispiel kann eine Verengung der großen Beinarterien (Arteriosklerose) zu Durchblutungsstörungen führen. Eine organische Ursache muß vor der Akupressur unbedingt vom Arzt ausgeschlossen worden sein.

Zur Akupressur eignen sich die folgenden Punkte: Ga 41, ein Kardinalpunkt mit besonderer schmerz- und entzündungshemmender Komponente sowie MP 6 und Ni 6, die beide regulierend wirken und bei Durchblutungsstörungen der Beine einen günstigen Effekt zeigen.

Auch Ma 36 verbessert die Blutzirkulation am Bein derart, daß die Chinesen diesem Punkt unter anderem den Beinamen „3 Meilen“ gaben.

Außerdem hat dieser Punkt noch eine beruhigende ausgleichende Wirkung und entspannt das unbewußte vegetative Nervensystem auf diese Art.

Ga 41
liegt am Fußrücken, eine Daumenbreite oberhalb der Zehengrundgelenke zwischen dem 4. und 5. Mittelfußknochen.

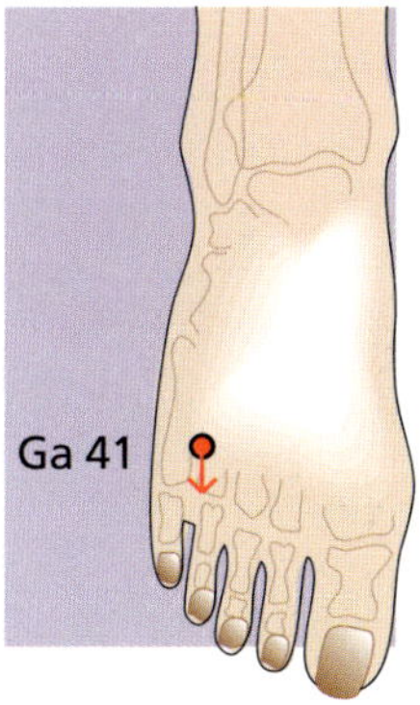

MP 6
liegt 3 Querfinger oberhalb des Fußinnenknöchels an der Unterschenkelinnenseite.

Ni 6
liegt genau unterhalb des inneren Knöchels des Sprunggelenkes.

Ma 36
liegt seitlich am Unterschenkel direkt unter dem Ringfinger, wenn Sie Ihren Handteller auf die Kniescheibe setzen.

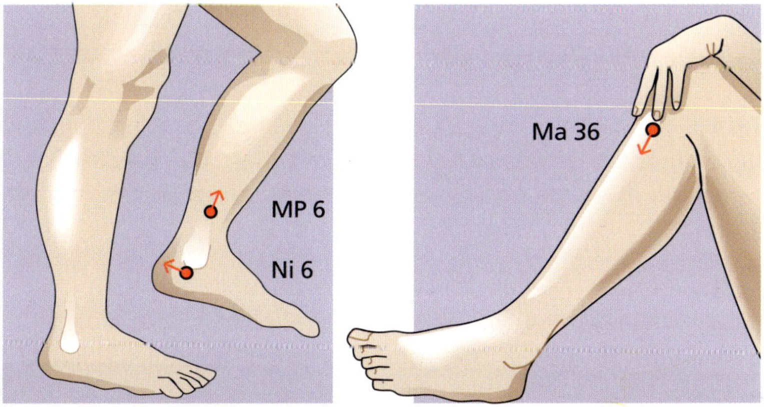

Durchfall

Unter Durchfall versteht man vermehrte Stuhlentleerungen mit meist dünnflüssigem Darminhalt. Die Ursache findet sich in einer Übererregbarkeit der gesamten Darmmuskulatur.

Auslöser für Durchfall

Als Auslöser kommen verdorbene Nahrungsmittel, infektiöse Erreger oder psychogene Störungen in Betracht. Wenn man kalte Getränke zu hastig hinunterstürzt, so kann dies ebenfalls Durchfall auslösen.

Die Akupressur hilft, die verstärkte Darmtätigkeit zu regulieren und die krampfartigen Leibschmerzen zu beseitigen. Auch bei Durchfällen gilt: Länger bestehende Beschwerden müssen unbedingt ärztlich abgeklärt werden.

Zur Akupressur eignen sich die folgenden Punkte: MP 4 als Meisterpunkt gegen Durchfälle und Dü 3 als Meisterpunkt für alle übererregten Muskeln. Di 4 und Di 11 wirken ebenfalls ausgleichend auf die Darmbewegung.

MP 4
liegt in der Mitte der Fußinnenseite.

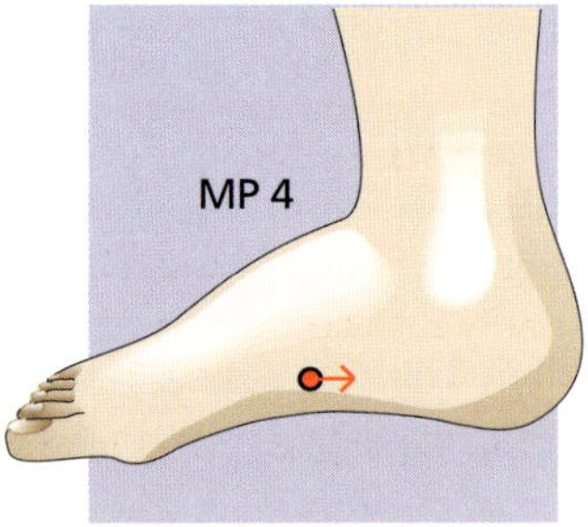

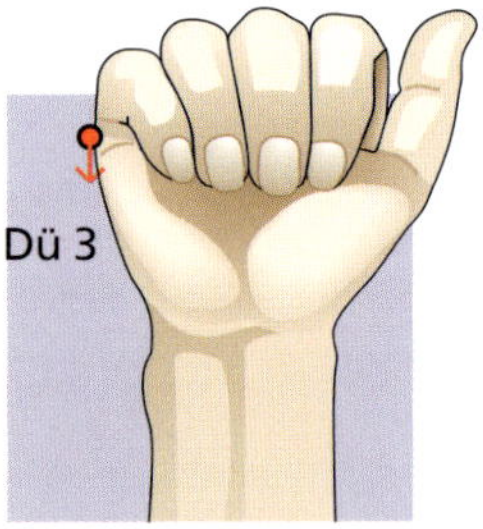

Dü 3
liegt bei geschlossener Faust am Ende des Kleinfingergrundgelenks. Dort bildet sich eine Hautfalte, an deren Ende der Akupressurpunkt zu finden ist.

Di 4
liegt genau im Mittelpunkt des Muskelbauches, der sich bildet, wenn der Daumen an den ausgestreckten Zeigefinger gepreßt wird.

Di 11
liegt bei gebeugtem Arm am äußeren Ende der Ellenbeugefalte.

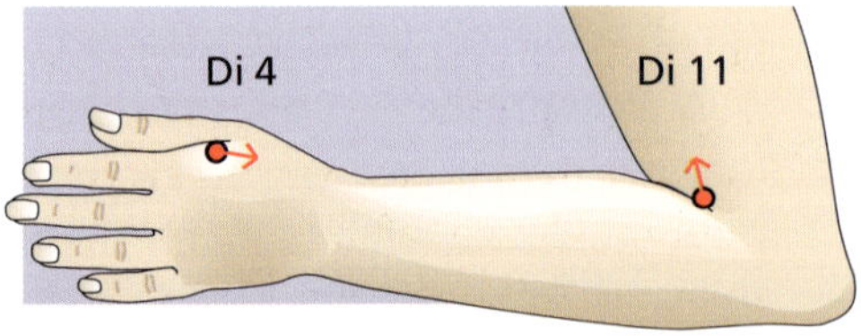

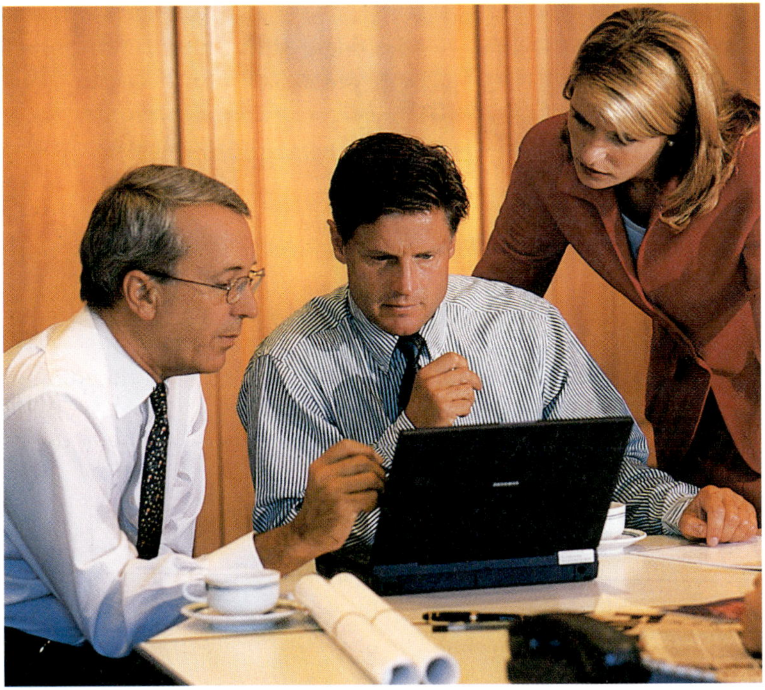

Wenn der tägliche Streß überhand nimmt, stellt die Akupressur das innere Gleichgewicht wieder her.

Energiemangel

Der Streß und die Hektik des Alltags, aber auch Probleme, die sich uns in den Weg stellen, können zu einem Energiemangel mit Müdigkeit, Mattigkeit, Unausgeglichenheit, Nervosität und Gereiztheit führen. Man hat das Gefühl, „ausgepowert" zu sein, und jeglicher Antrieb geht verloren.

Die Akupressur kann hier beruhigend, harmonisierend und innerlich ausgleichend wirken; man kann sie auch als Fitneßakupunktur bezeichnen.

Die folgenden Punkte sind besonders wirksam: He 9, der neue Lebensgeister weckt und gleichzeitig ausgezeichnet gegen Depressionen wirkt. Auch Di 4 und Lu 7 wirken antidepressiv und ausgleichend auf die Psyche. Als letzter Punkt ist Ma 36 zu nennen, der ebenfalls zum inneren Ausgleich führt und daneben neue Energien für den Körper bereitstellt.

Tip

> Die Akupressur sollte durch sportliche Aktivität an der frischen Luft unterstützt werden. Eine gesunde Ernährung mit viel Vitaminen und Spurenelementen rundet die Behandlung ab.

He 9
liegt am innenseitigen Nagelfalz des kleinen Fingers.

Lu 7
liegt daumenwärts am äußeren Rand des Unterarmes, etwa 1 Querfinger vor der Handgelenksfalte.

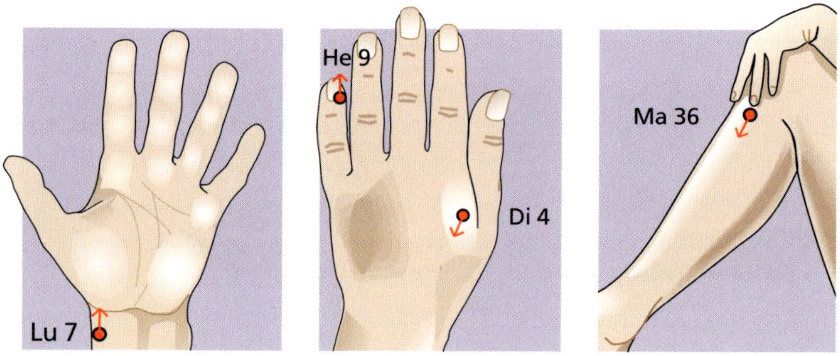

Di 4
liegt genau im Mittelpunkt des Muskelbauches, der sich bildet, wenn der Daumen an den ausgestreckten Zeigefinger gepreßt wird.

Ma 36
liegt seitlich am Unterschenkel direkt unter dem Ringfinger, wenn Sie Ihren Handteller auf die Kniescheibe setzen.

Erkältungskrankheiten

Unter Erkältungen versteht man Infektionen durch Bakterien oder Viren, die bevorzugt den oberen Hals-Nasen-Rachen- und Brustraum befallen. Erkältungen lassen sich sehr gut mit Akupressur beeinflussen.

Heiserkeit

Stehen **Heiserkeit** oder **Halsschmerzen** (z.B. im Rahmen einer Mandelentzündung) im Vordergrund der Beschwerden, sind folgende Punkte besonders wirksam: Lu 7, ein Meisterpunkt für alle Erkrankungen im Nasen-Rachen- und Brustraum, sowie Lu 11, ebenfalls ein Meisterpunkt für Halskrankheiten aller Art. Dü 2 rundet das Programm ab, er ist Kardinalpunkt und mobilisiert zusätzliche Energie für die Heilung.

Schnupfen

Bei **Schnupfen** oder **Stirnhöhlenentzündungen** sollten die Punkte Di 2, Di 4, Di 20 und Lu 11 behandelt werden, die alle auf die Nasen- und Stirnhöhlen sowie ihre Schleimhäute einen heilenden Effekt ausüben.

Husten

Schlägt die Erkältung hingegen vor allem auf den Brustraum und geht mit **Husten** einher, sollten die Punkte verwendet werden, wie sie im Kapitel Bronchitis (siehe Seite 51) beschrieben werden.

Fieber

Begleitet **Fieber** die Erkältungskrankheit, so sind LG 14, Di 4 und Di 11 zusätzlich zu den anderen Punkten zu akupressieren.

Lu 7
liegt daumenwärts am äußeren Rand des Unterarmes, etwa 1 Querfinger vor der Handgelenksfalte.

Lu 11
liegt am inneren Daumennagelwinkel.

Dü 2
liegt an der Außenseite des kleinen Fingers knapp hinter dem Grundgelenk.

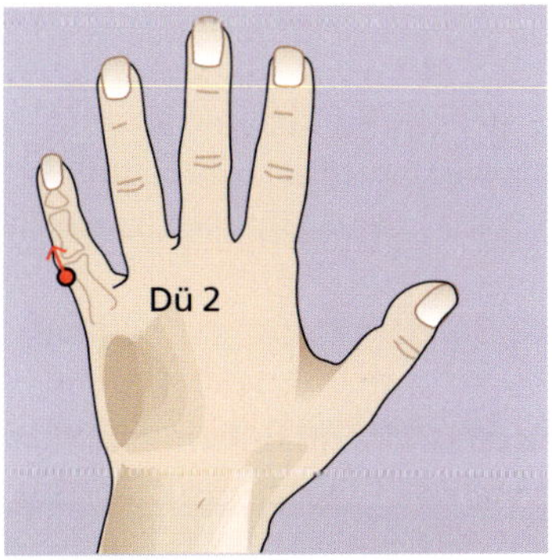

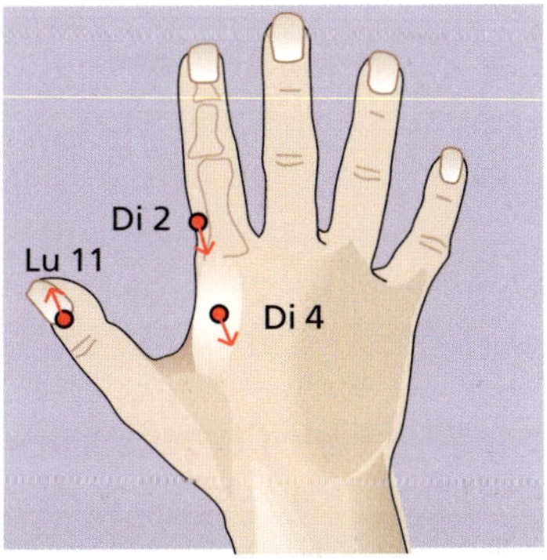

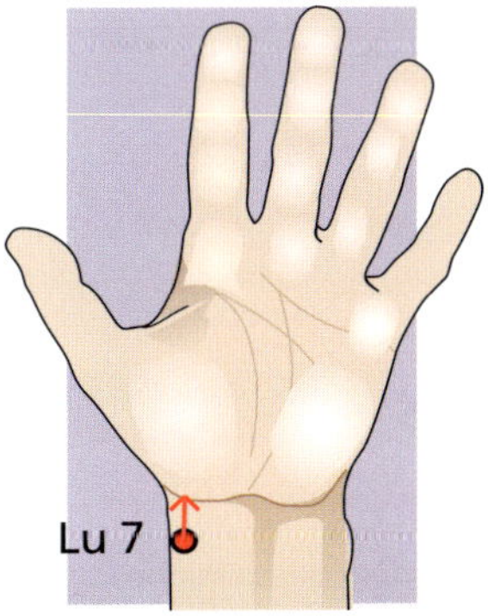

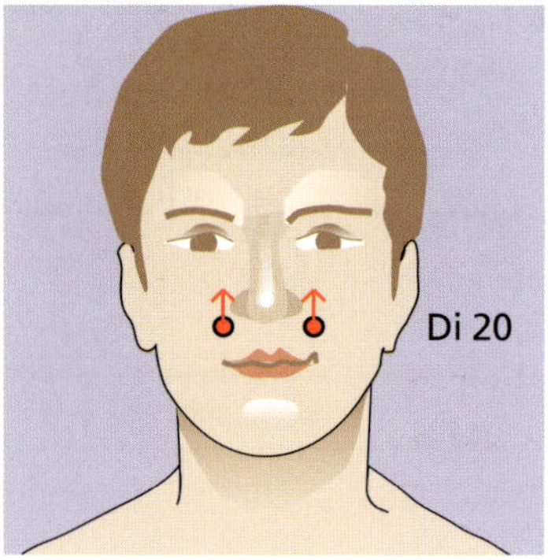

Di 2
liegt an der daumenwärts gerichteten Seite des Zeigefingers knapp vor dem Grundgelenk.

Di 4
liegt genau im Mittelpunkt des Muskelbauches, der sich bildet, wenn der Daumen an den ausgestreckten Zeigefinger gepreßt wird.

Di 20
liegt genau neben dem Nasenflügel.

LG 14
liegt unter dem Dornfortsatz des 7. Halswirbels (der 7. Halswirbel ist die prominente tastbare Knochenstelle auf der Wirbelsäule zwischen Hals- und Brustwirbelsäule).

Di 11
liegt bei gebeugtem Arm am äußeren Ende der Ellenbeugefalte.

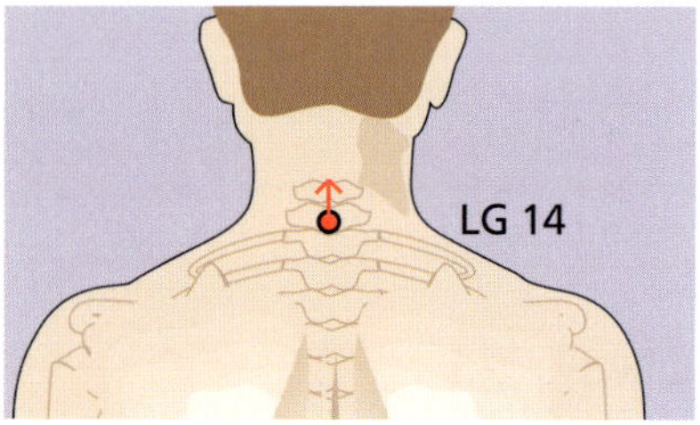

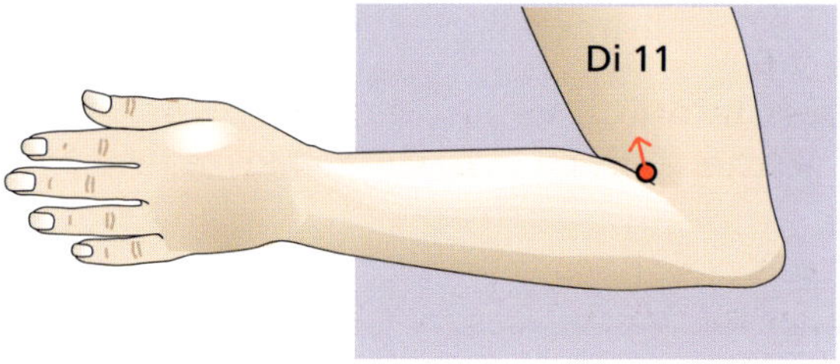

Gallenbeschwerden

Unter funktionellen Gallenbeschwerden versteht man Mißempfindungen im Bereich der Gallenblase und der Gallenwege, ohne daß ein krankhafter Befund, wie z.B. ein Gallenstein, nachweisbar ist.

Die Beschwerden treten – vor allem nach fettreichen Mahlzeiten – als dumpfe Schmerzen im Bereich des rechten Oberbauches und unter dem Rippenbogen auf und können im Extremfall eine Gallenkolik auslösen. Als Ursache vermutet man eine Verkrampfung der Gallenblasenmuskulatur und der Gallenwege.

Funktionelle Gallenbeschwerden können auch in Zusammenhang mit Migräne auftreten. Gallenkoliken, denen ein Steinleiden zugrunde liegt, müssen selbstverständlich schulmedizinisch abgeklärt und behandelt werden.

Trotzdem dürfen Sie auch im akuten Anfall einer Gallenkolik die Akupressur zur Schmerzbehandlung anwenden.

Schmerzen im Oberbauch und Gallenkoliken treten meist nach fettem Essen auf.

Die folgenden Punkte sind besonders wirksam: MP 4 als Meisterpunkt für alle Art von Erkrankungen im Bereich der Gallenblase und Bauchspeicheldrüse.

Bei Übelkeit, Brechreiz und Verdauungsstörungen hilft KS 6; er ist auch Kardinalpunkt und kann gemeinsam mit MP 4 ruhende Energien aktivieren und somit zur Heilung führen. MP 4 hat daneben noch eine besonders günstige Wirkung auf alle Gallenblasenerkrankungen.

Bei Koliken empfiehlt sich die Akupressur von Le 3, dem Meisterpunkt für Muskelverkrampfungen im Bauchraum.

MP 4
liegt in der Mitte der Fußinnenseite.

KS 6
liegt in der Mitte der Unterarmunterseite zwischen Elle und Speiche, etwa 1,5 Daumenbreiten vor der Handgelenksfurche.

Le 3
liegt am Fußrücken, einen Querfinger oberhalb des Zehengrundgelenkes zwischen dem 1. und 2. Mittelfußknochen.

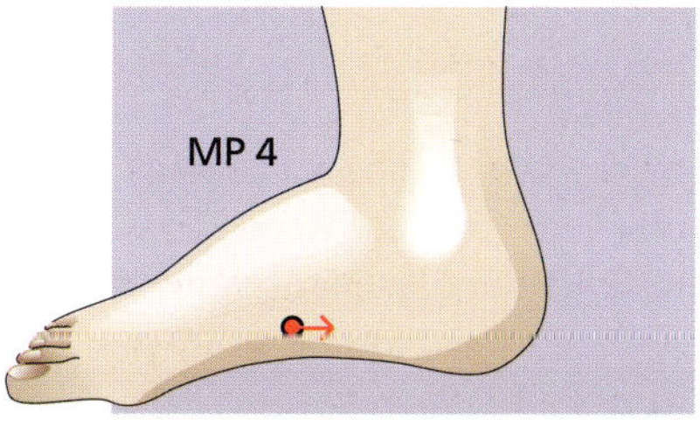

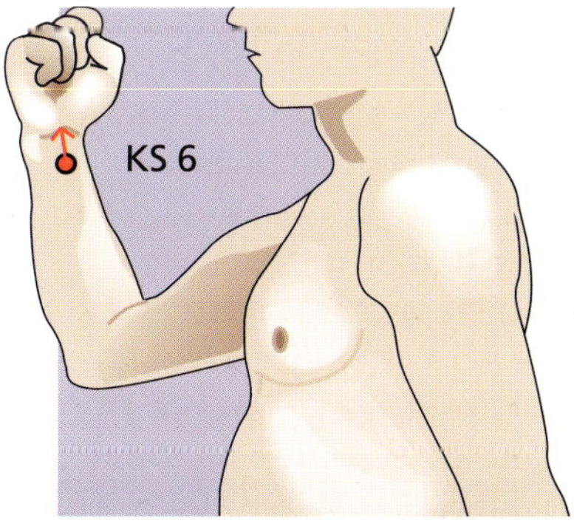

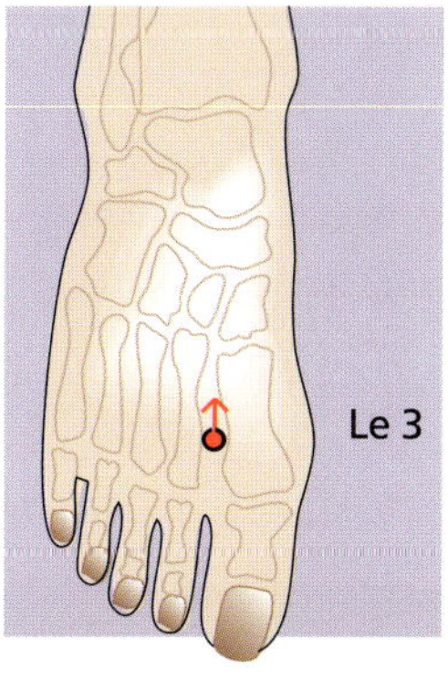

Gedächtnisschwäche

Unter Gedächtnisschwäche, das heißt Konzentrationsstörungen und Vergeßlichkeit, leiden heutzutage auch immer mehr jüngere Menschen. Oftmals ist es ein rein funktionelles Problem, bei dem keine organische Erkrankung des Gehirns vorliegt. Im Alter kann jedoch eine Durchblutungsstörung im Kopf die Ursache sein.

Tip

Die Akupressur kann die Gehirnfunktion verbessern und die Durchblutung steigern. Allerdings sollte diese Behandlung immer mit einem Gedächtnistraining (z.B. Sprachen lernen, Schachspielen) verbunden sein.

Die wirksamsten Punkte zur Akupressur sind: KS 6, ein Kardinalpunkt gegen Gedächtnisschwäche, und Lu 7, ebenfalls ein Kardinalpunkt, der besonders bei Vergeßlichkeit günstige Wirkungen zeigt.

Zusätzlich empfiehlt sich die Akupressur der Punkte: „Weisheit der 4 Götter" auf dem Schädel. LG 20 verstärkt noch ihre Wirkung. Diese Punktkombination verbessert auch Durchblutungsstörungen des Gehirns.

KS 6
liegt in der Mitte der Unterarmunterseite zwischen Elle und Speiche, etwa 1,5 Daumenbreiten vor der Handgelenksfurche.

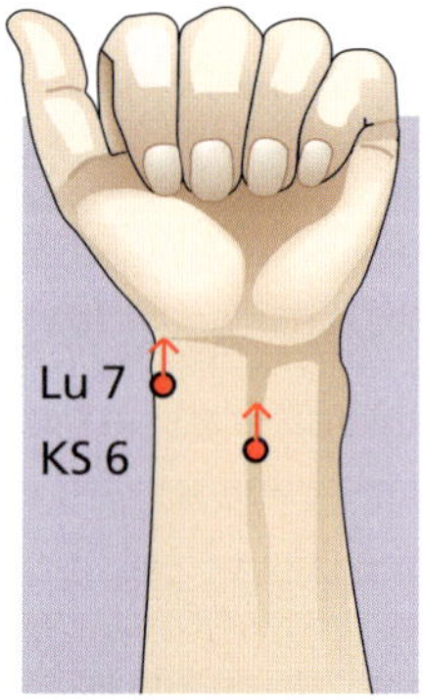

Lu 7
liegt daumenwärts am äußeren Rand des Unterarmes, etwa 1 Querfinger vor der Handgelenksfalte.

Weisheit der 4 Götter
liegen je 1 Querfinger vor, hinter und seitlich von LG 20 (Lagebeschreibung siehe Seite 65).

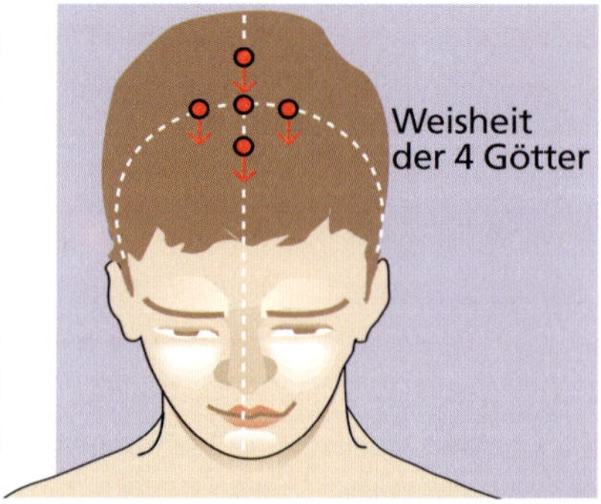

Hämorrhoiden

Hämorrhoiden sind ein weit verbreitetes Volksleiden. Meist besteht eine vererbte Anlage zur Bindegewebeschwäche, daneben entstehen Hämorrhoiden vor allem durch Bewegungsmangel und chronische Verstopfung.

Beachten Sie

Mit Hilfe der Akupressur läßt sich das schwache Bindegewebe stützen und die Durchblutung anregen.

Folgende Punkte sind bei der Akupressur besonders wirksam: Bl 40 und Bl 57. Daneben Lu 6 und LG 20, wobei LG 20 allgemeine durchblutungsfördernde Eigenschaften besitzt.

Zusätzlich sollten die Punkte akupressiert werden, wie sie im Kapitel „Darmträgheit“ (siehe Seite 52) beschrieben sind, sofern eine chronische Verstopfung zu den Hämorrhoiden geführt hat.

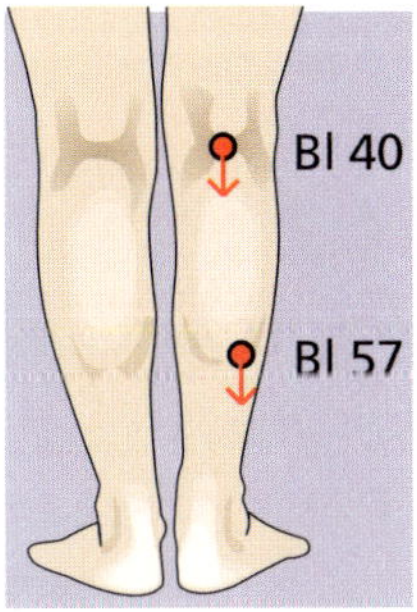

Bl 40
liegt in der Mitte der Kniekehle.

Bl 57
liegt auf der Rückseite des Unterschenkels in der Mitte zwischen der Kniekehle und Achillessehne, etwas am Außenrand in Höhe des äußeren Knöchels.

Lu 6
liegt an der Innenseite des Unterarmes, 7 Querfinger vor der Handgelenksfalte.

LG 20
liegt auf der Mitte des Schädeldachs, d.h. im Kreuzungspunkt zweier Linien, von denen die eine die Mitte des Kopfes darstellt und die andere durch beide Ohrenachsen zieht.

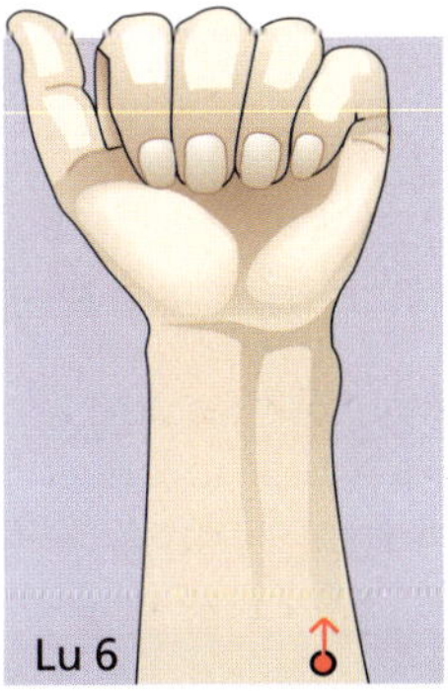

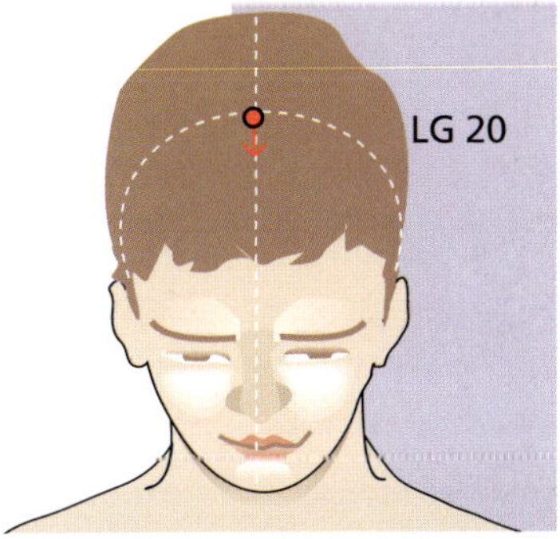

Herzangst

Streß ist ein häufiger Auslöser von Herzbeschwerden.

Herzangst, Herzklopfen oder auch nervöse Herzbeschwerden werden häufig durch Streß, Nervosität und Aufregungen verursacht.

Manchmal muß eine organische Erkrankung des Herzens, z.B. eine Angina pectoris, ausgeschlossen werden.

Die Herzangst ist mit Hilfe der Akupressur gut behandelbar. Die folgenden Punkte sind am besten wirksam: MP 4, ein Punkt mit spezieller Wirkung gegen Herzbeschwerden aller Art; KS 6 nimmt das Druckgefühl im Brustraum und die Atembeklemmung; He 3 hilft gegen Angstgefühle, und Ma 36 harmonisiert, gleicht aus und beruhigt.

MP 4
liegt in der Mitte der Fußinnenseite.

KS 6
liegt in der Mitte der Unterarmunterseite zwischen Elle und Speiche, etwa 1,5 Daumenbreiten vor der Handgelenksfurche.

He 3
liegt bei gebeugtem Arm am inneren Ende der Ellbogenfalte.

Ma 36
liegt seitlich am Unterschenkel direkt unter dem Ringfinger, wenn Sie Ihren Handteller auf die Kniescheibe setzen.

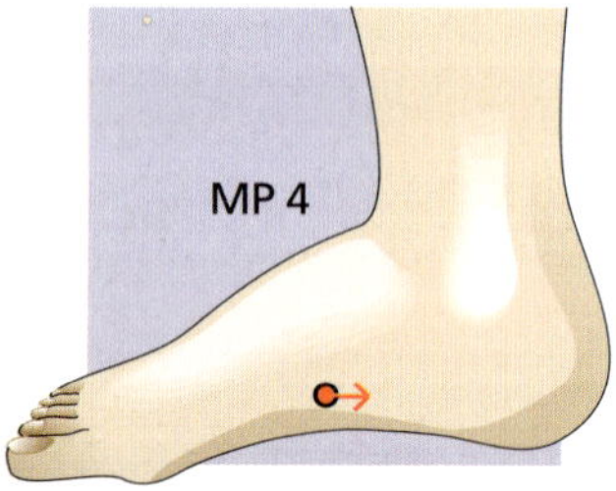

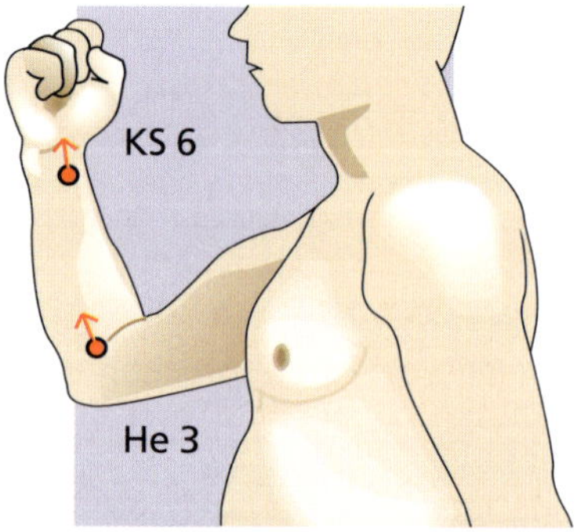

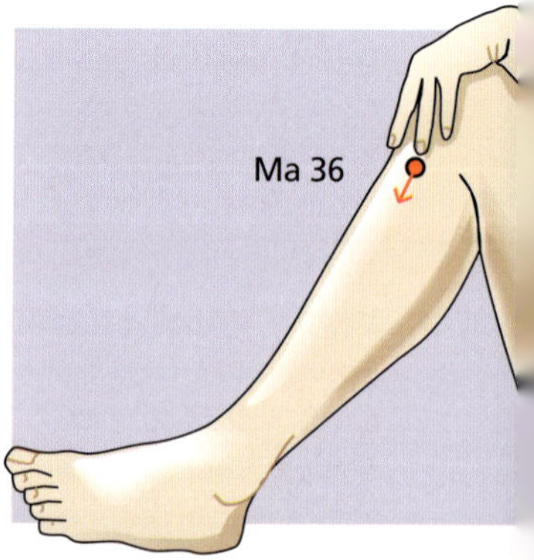

Heuschnupfen

Heuschnupfen ist eine allergische Reaktion besonders der Nasenschleimhäute, aber auch der Augenbindehaut auf Blütenpollen. Heuschnupfen kann sogar auf die Lungen schlagen und zu Asthma führen.

Heuschnupfen kann zu Asthma führen.

Die Akupressur kann Heuschnupfen mildern und manchmal sogar ganz heilen.

Die wirksamsten Punkte sind: Lu 7, ein Kardinalpunkt, der besonders gegen eine Nasenbeteiligung beim Heuschnupfen wirkt.

Geht die Schleimhautreizung mit einem permanenten Niesreiz einher, ist Ni 6 der Punkt der Wahl. 3E 5 sollte bei allen akuten Heuschnupfen-Attacken ebenfalls mitbehandelt werden, da er als Kardinalpunkt hier eine besonders günstige Wirkung zeigt. 3E 17 wirkt besonders bei behinderter Nasenatmung, Bl 18 bei Beteiligung der Augenbindehaut.

Lu 7
liegt daumenwärts am äußeren Rand des Unterarmes, etwa 1 Querfinger vor der Handgelenksfalte.

Ni 6
liegt genau unterhalb des inneren Knöchels des Sprunggelenkes.

3E 5
liegt auf der Streckseite des Unterarmes in der Mitte zwischen Elle und Speiche, 2 Querfinger entfernt vom Handgelenk.

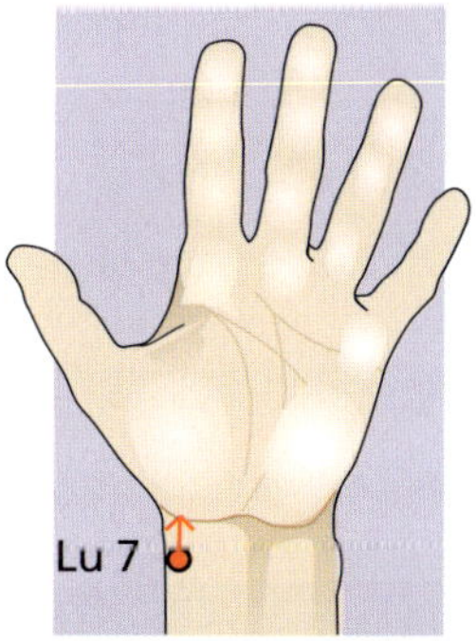

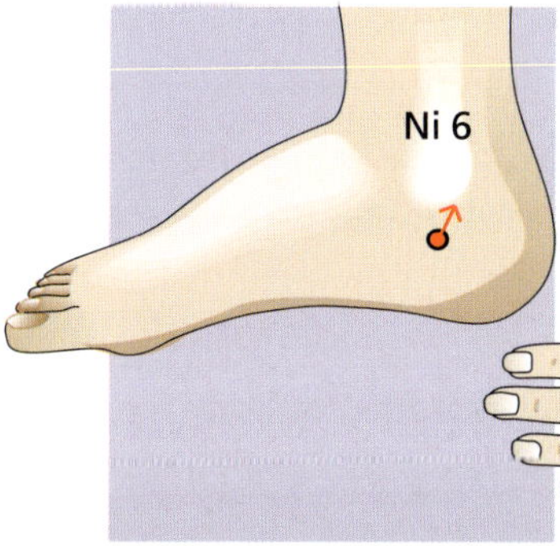

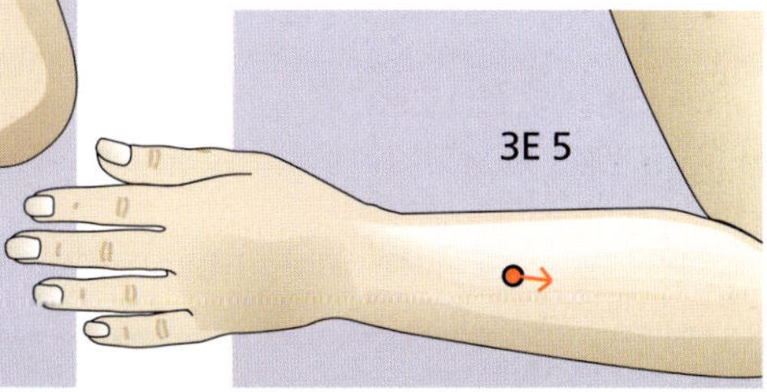

3E 17
liegt hinter dem Kieferwinkel am Vorderrand des Kopfwendermuskels.

Bl 18
liegt genau zwischen der Mittellinie des Rückens und der Linie der Schulterblattinnenkante auf Höhe des Dornfortsatzes des 9. Brustwirbels.

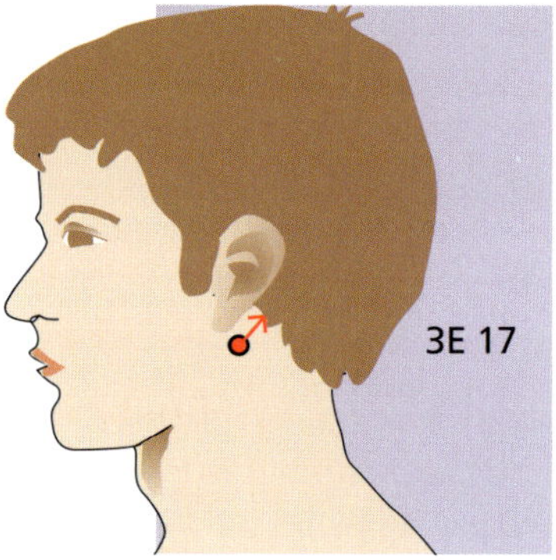

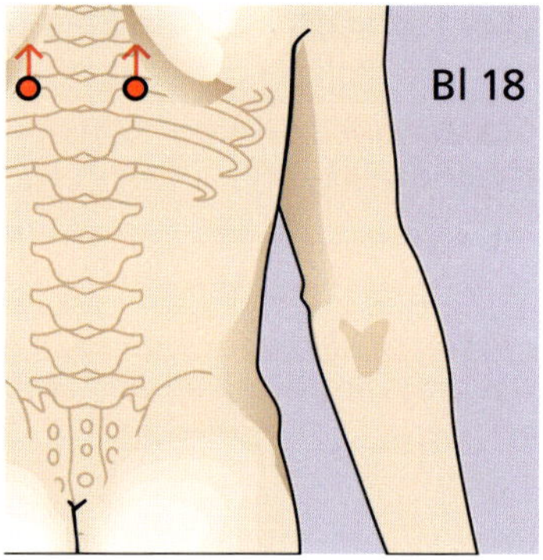

Hüftgelenksschmerzen

Schmerzen im Hüftgelenk kommen besonders in der zweiten Lebenshälfte vor. Als Ursache findet sich meistens eine Abnützung des Gelenkes (Arthrose), aber auch eine Entzündung (Arthritis) kann dazu führen.

Je nach Schmerzintensität hilft manchmal nur noch der Einsatz eines künstlichen Hüftgelenkes.

Beachten Sie

Die Akupressur kann den Schmerz lindern oder manchmal sogar ganz nehmen, sie kann aber nicht die Abnützung im Gelenk zurückbilden.

Die wirksamsten Punkte zur Behandlung sind: MP 6, der die Durchblutung im Hüftgelenksbereich anregt. Daneben wirkt sich Ga 34 als Meisterpunkt der Muskulatur günstig auf das Gelenk aus. Bl 62 unterstützt seine Wirkung als Meisterpunkt für motorische Bewegungsstörungen.

Allgemein schmerzlindernde Wirkung hat Ga 41, ein Kardinalpunkt, dessen Wirksamkeit durch 3E 5 verstärkt wird. Er ist ein Meisterpunkt gegen rheumatische Beschwerden.

MP 6
liegt 3 Querfinger oberhalb des Fußinnenknöchels an der Unterschenkelinnenseite.

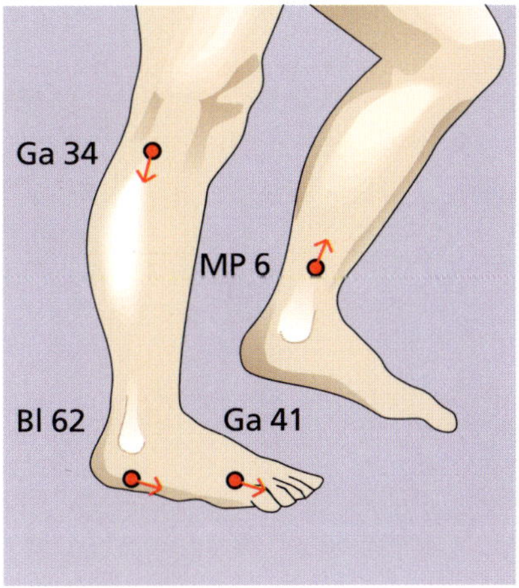

Ga 34
liegt seitlich des Wadenbeinköpfchens in einer Vertiefung.

Bl 62
liegt in einer Vertiefung unterhalb des äußeren Fußknöchels.

Ga 41
liegt am Fußrücken, eine Daumenbreite oberhalb der Zehengrundgelenke zwischen dem 4. und 5. Mittelfußknochen.

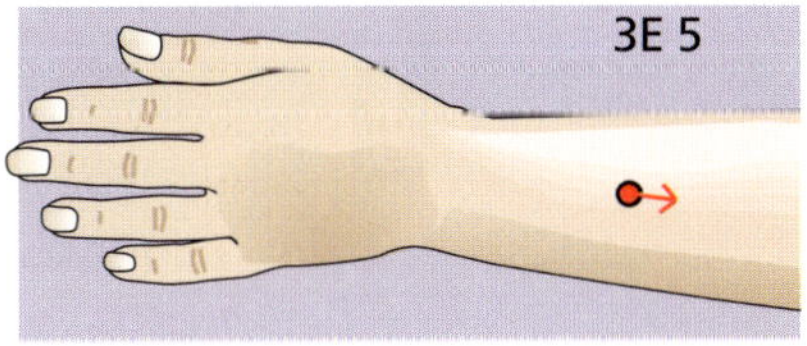

3E 5
liegt auf der Streckseite des Unterarmes in der Mitte zwischen Elle und Speiche, 2 Querfinger entfernt vom Handgelenk.

Klimakterium

Die Wechseljahre (Klimakterium) bedeuten für den weiblichen Körper eine außerordentliche hormonelle Umstellung, die sich tiefgreifend auf die Organe und die Psyche der Frau auswirkt.

Wechseljahresbeschwerden werden individuell äußerst unterschiedlich empfunden; viele Frauen klagen besonders über Abgeschlagenheit, depressive Stimmungen, Nervosität, Hitzewallungen und Schweißausbrüche.

Mit Hilfe der Akupressur bekommen Sie die verschiedenen Beschwerden der Wechseljahre gut in den Griff.

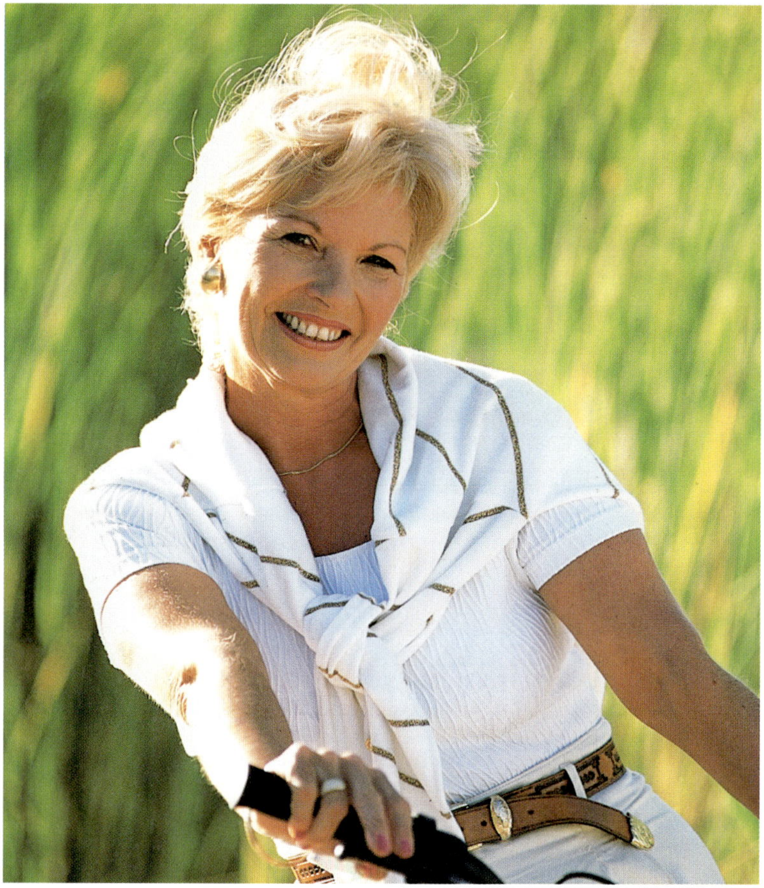

Die Akupressur kann auch in diesen Fällen sehr gut helfen. Die wirksamsten Punkte sind: Bl 31, ein Meisterpunkt für alle Beschwerden in den Wechseljahren.

MP 6 aktiviert die Durchblutung der weiblichen Geschlechtsorgane im kleinen Becken und ist daher ebenfalls ein wichtiger Punkt zur Akupressur.

Zum Ausgleich der psychischen Stimmungsschwankungen eignen sich He 5 und He 9, die besonders gut auch gegen Hitzewallungen wirksam sind.

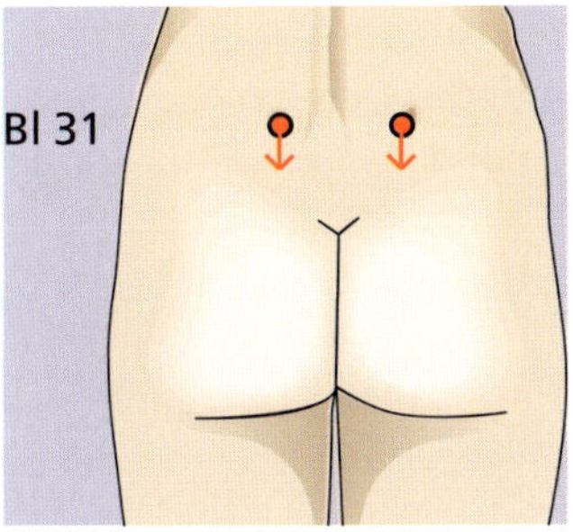

Bl 31
liegt in der Vertiefung, die das Kreuzbein auf der Haut am Rücken bildet.

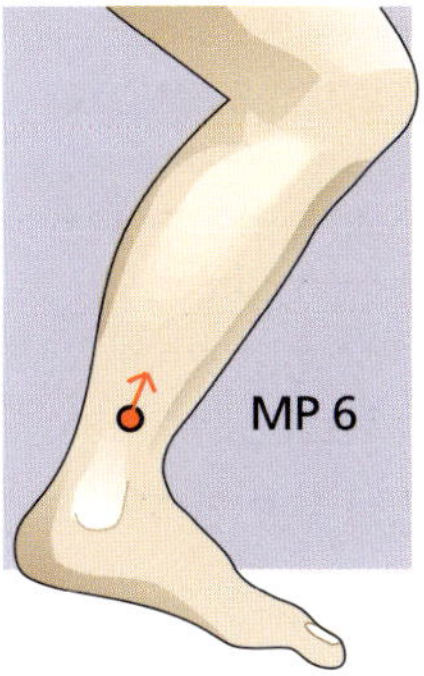

MP 6
liegt 3 Querfinger oberhalb des Fußinnenknöchels an der Unterschenkelinnenseite.

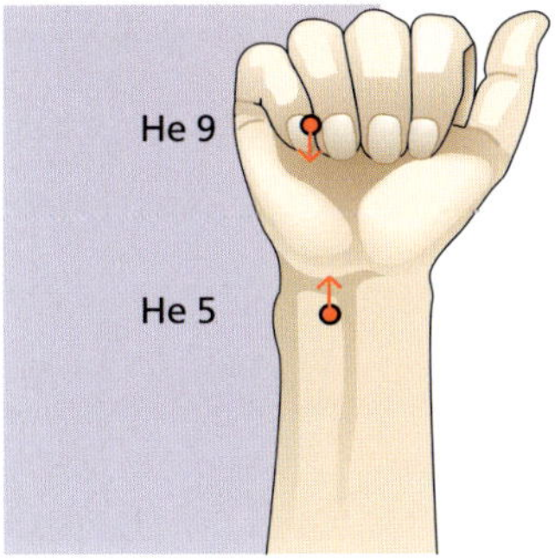

He 5
liegt auf der Beugeseite des Unterarms, eine Daumenbreite oberhalb des Handgelenkes, am Innenrand der Sehne des kleinfingerseitigen Handbeugers.

He 9
liegt am innenseitigen Nagelfalz des kleinen Fingers.

Knieschmerzen

Schmerzen im Knie entstehen oftmals durch Abnützung (Arthrose) oder Entzündung (Arthritis). Natürlich können auch unfallbedingte Verletzungen des Kapsel-Band-Apparates am Kniegelenk zu Schmerzen führen.

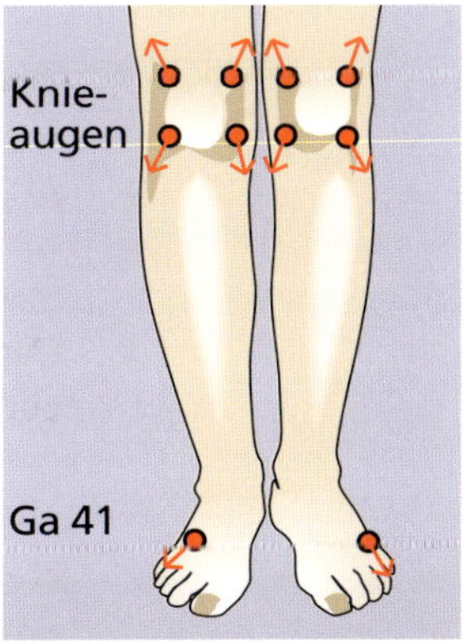

In allen diesen Fällen kann die Akupressur gute Wirkung zeigen. Die besten Punkte zur Behandlung sind: Die sogenannten „4 Knieaugen“ nebst Bl 40.

Zusätzlich kann Ga 41 akupressiert werden, der generell gegen Schmerzen wirkt. Sein Einfluß wird verstärkt durch die Behandlung von 3E 5, einem Kardinalpunkt bei rheumatischen Beschwerden.

Knieaugen
Die sogenannten Knieaugen sind 4 Punkte, die in den Gruben um die Kniescheibe herum zu finden sind.

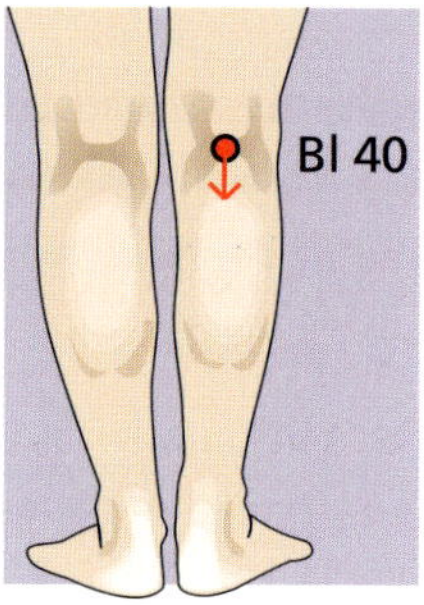

Bl 40
liegt in der Mitte der Kniekehle.

Ga 41
liegt am Fußrücken, eine Daumenbreite oberhalb der Zehengrundgelenke zwischen dem 4. und 5. Mittelfußknochen.

3E 5
liegt auf der Streckseite des Unterarmes in der Mitte zwischen Elle und Speiche, 2 Querfinger entfernt vom Handgelenk.

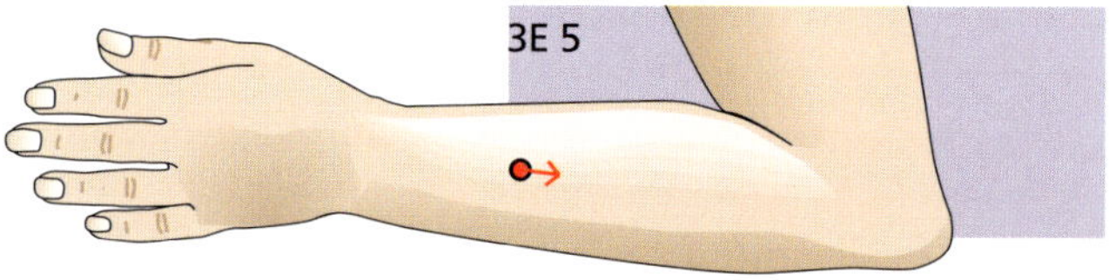

Kopfschmerzen/Migräne

Kopfschmerzen lassen sich mit Hilfe der Akupressur sehr gut behandeln, sofern keine ernsthaften Ursachen zugrunde liegen. Bei allen akut auftretenden Beschwerden muß vor einer Akupressur-Therapie zuerst ein Arzt zwecks Abklärung aufgesucht werden.

Bei der Migräne kommt es zu anfallsartigen Schmerzen.

Zu den häufigsten Kopfschmerzformen zählt die Migräne. Sie ist gekennzeichnet durch anfallsartige Schmerzattacken, die meist auf eine Kopfseite begrenzt sind und ganz typische Begleitsymptome zeigen.

Oftmals beginnt ein akuter Migräneanfall mit einer sogenannten „Aura", einer Sehstörung. Der Schmerz tritt zu Anfang oft klopfend auf und verteilt sich später eher gleichmäßig auf den ganzen Kopf.

Lichtscheu, Lärmempfindlichkeit, Übelkeit und Erbrechen können den Anfall begleiten. Nach Charakter, Beschwerdelokalisation und Schmerzauslöser unterscheidet man folgende Formen:

Leber-Galle-Migräne

Bei der Leber-Galle-Migräne beginnen die Schmerzen meist einseitig in den frühen Morgenstunden hinter dem Auge. Sie sind von stechendem Charakter und breiten sich über die Kopfhälfte in Richtung Nacken aus.

Oftmals sind die Beschwerden von Störungen im Gallen- und Leberbereich begleitet, was sich als dumpfer Schmerz unter dem rechten Rippenbogen oder als Verdauungsstörung äußern kann. Diätfehler wie übermäßiger Alkoholgenuß, fettreiche Nahrungsmittel oder Kaffee können unter Umständen den Migräneanfall auslösen.

Die Leber-Galle-Migräne läßt sich mit Hilfe der Akupressur sehr gut beeinflussen. Die wirksamsten Punkte sind: Extrapunkt 35, der eine ganz besonders positive Wirkung bei allen Störungen im Gallenblasenbereich aufweist.

Le 2 und Le 3 unterstützen seinen günstigen Effekt. Daneben sollte man diejenigen Punkte im Kopfbereich sternförmig akupressieren, die schmerzhaft sind.

Extrapunkt 35
liegt 1 Querfinger fußwärts vom Wadenbeinköpfchen entfernt.

Le 2
liegt zwischen der 1. und 2. Zehe knapp vor dem Zehengrundgelenk.

Le 3
liegt am Fußrücken, einen Querfinger oberhalb des Zehengrundge- lenkes zwischen dem 1. und dem 2. Mittelfußknochen.

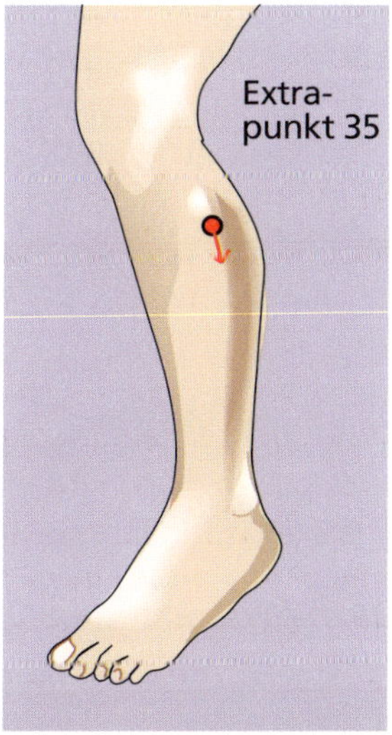

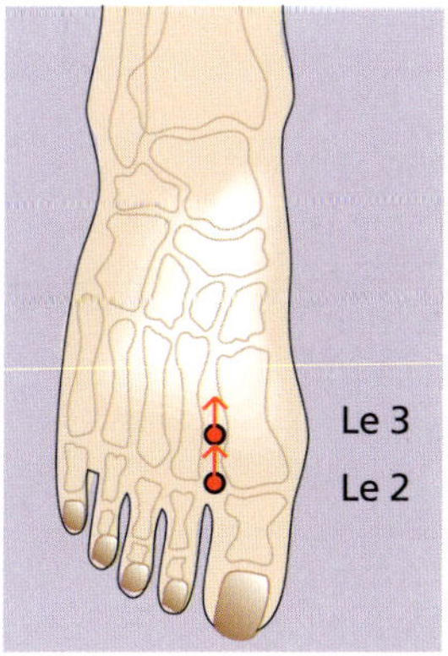

Wettermigräne

Bei der Wettermigräne besteht zwischen den Beschwerden und der aktuellen Wetterlage eine ausgeprägte Beziehung.

Der Schmerz wird meist über den ganzen Kopf verteilt empfunden; manchmal ist er nur auf die Stirn begrenzt.

Die Akupressur ist bei der Wettermigräne ebenfalls sehr wirksam mit den Punkten: 3E 3, 3E 23, KG 12 und KG 13.

3E 3
liegt auf dem Handrücken, etwa 1/2 Daumenbreite vor dem Grundgelenk des Ringfingers.

3E 23
liegt neben dem äußeren Ende der Augenbraue in einer Vertiefung.

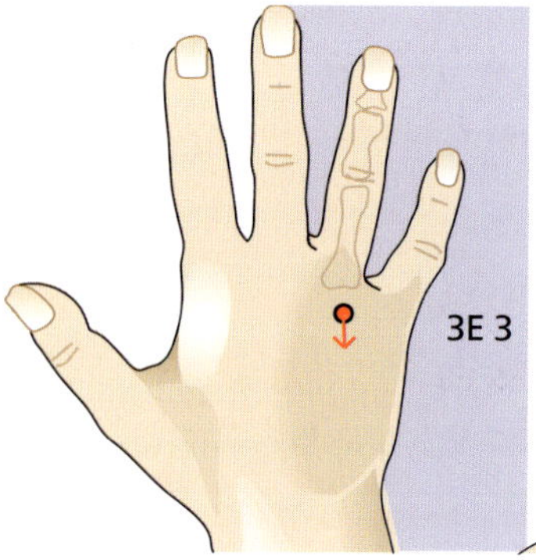

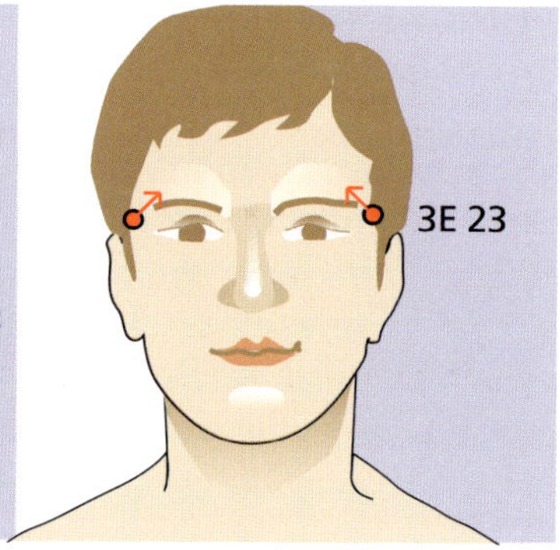

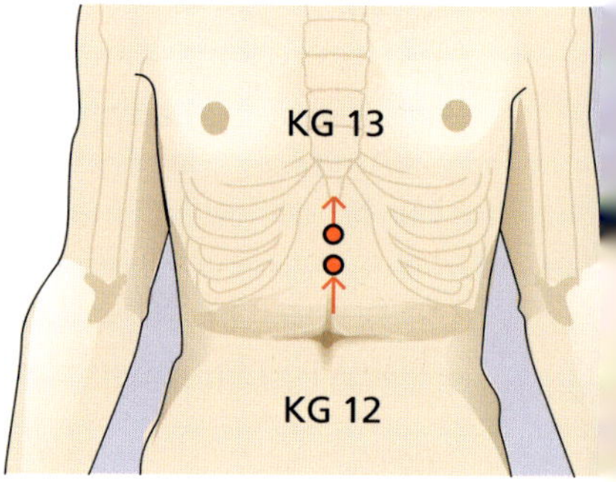

KG 12
liegt in der Bauchmitte zwischen dem Bauchnabel und dem unteren Brustbeinende.

KG 13
liegt 1 Querfinger von KG 12 entfernt in Richtung Brustbein.

Hormonelle Migräne

Diese Migräneform tritt fast ausschließlich bei Frauen auf und kann schon im Teenager-Alter nach Eintritt der Regelblutung beginnen. Bei genauerem Nachfragen findet sich oft ein zeitlicher Bezug zum hormonellen Zyklus der Frau.

Die Anfälle treten in etwa um den Eisprung oder kurz vor der Regelblutung auf. In manchen Fällen verliert sich diese Migräneform im Verlauf einer Schwangerschaft, kommt aber nach der Entbindung oftmals wieder.

Die Akupressur kann auch hier den hormonellen Stoffwechsel günstig beeinflussen. Folgende Punkte sind wirksam: Bl 31, der Meisterpunkt für alle hormonellen Beschwerden der Frau. MP 6 unterstützt seine Wirkung, ebenso He 5, der auch Stimmungsschwankungen reguliert. KG 3 rundet außerdem die Behandlung ab.

Bl 31
liegt in der Vertiefung, die das Kreuzbein auf der Haut am Rücken bildet.

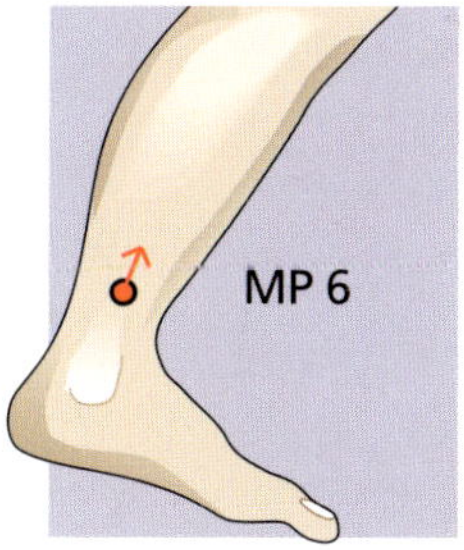

MP 6
liegt 3 Querfinger oberhalb des Fußinnenknöchels an der Unterschenkelinnenseite.

He 5
liegt auf der Beugeseite des Unterarms, eine Daumenbreite oberhalb des Handgelenkes, am Innenrand der Sehne des kleinfingerseitigen Handbeugers.

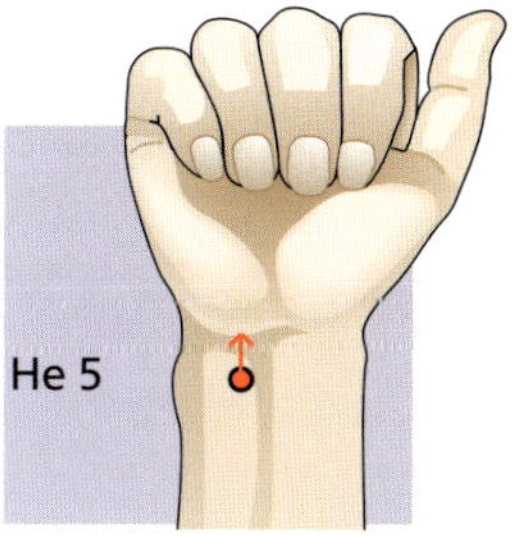

KG 3
liegt auf der Mittellinie des Bauches, 1/5 vom Schambein in Richtung Nabel entfernt.

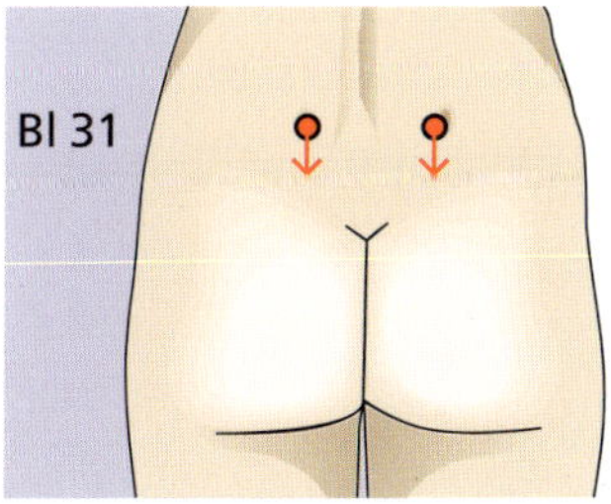

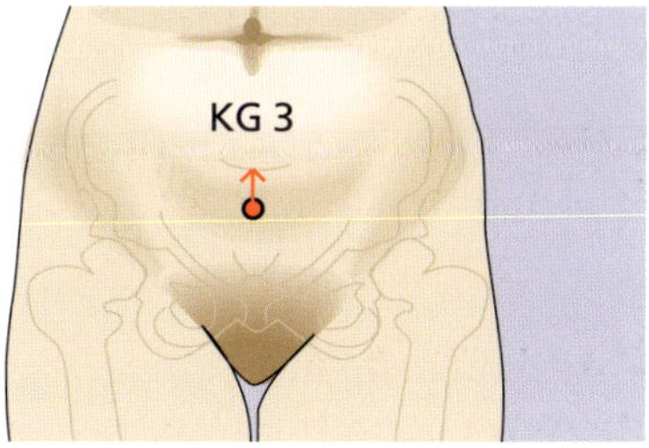

Zervikale Migräne

Die sogenannte zervikale Migräne beruht auf einer Veränderung im Bereich der Halswirbelsäule. Dadurch kommt es zu einer

Verspannung der Nackenmuskulatur mit Kopfschmerzen als Folge. Oftmals ist es möglich, schmerzhafte Punkte entlang der Halswirbelsäule und der Muskelansatzpunkte am Schädel zu tasten. Diese Punkte werden sternförmig akupressiert.

Folgende Punkte ergänzen die Behandlung: Bl 10, Bl 11 neben LG 14, Ga 20 und Bl 2.

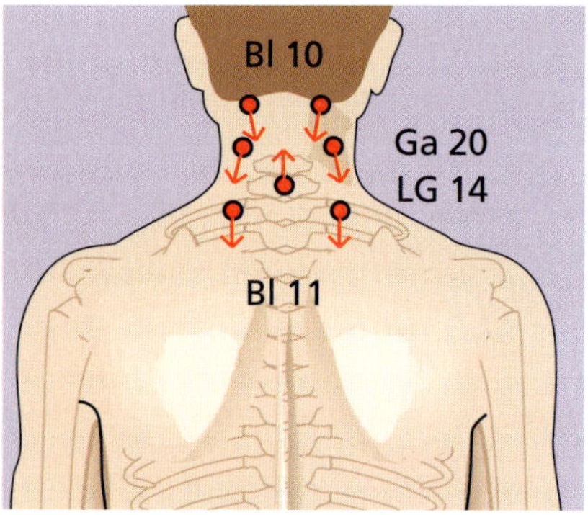

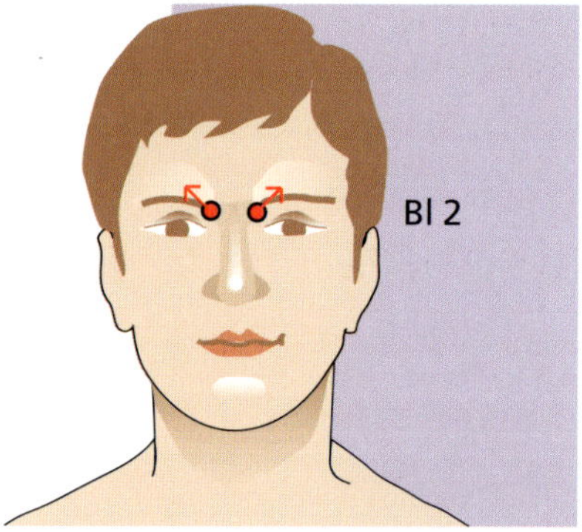

Bl 10
liegt am Nackenhaaransatz am Außenrand des Nackenmuskels.

Bl 11
liegt genau zwischen der Mittellinie des Rückens und der Linie der Schulterblattinnenkante auf Höhe des Dornfortsatzes des 1. Brustwirbels.

LG 14
liegt unter dem Dornfortsatz des 7. Halswirbels (der 7. Halswirbel ist die prominente tastbare Knochenstelle auf der Wirbelsäule zwischen Hals- und Brustwirbelsäule).

Ga 20
liegt am Hinterkopf unter dem Schädel zwischen dem hinteren Nacken- und dem Kopfwendermuskel.

Bl 2
liegt am inneren Ende der Augenbraue.

Sonstige Kopfschmerzformen

Sollten sich die Kopfschmerzen nicht einer der erwähnten Migräneformen zuordnen lassen, können ganz allgemein zur Schmerzbehandlung die folgenden Punkte eingesetzt werden: Lu 7, Bl 62, Dü 3 und 3E 5, alles Kardinalpunkte mit energetisch ausgleichender Wirkung.

Sie lindern die Schmerzen und führen zu einer tiefen Entspannung und Harmonisierung der Stimmung.

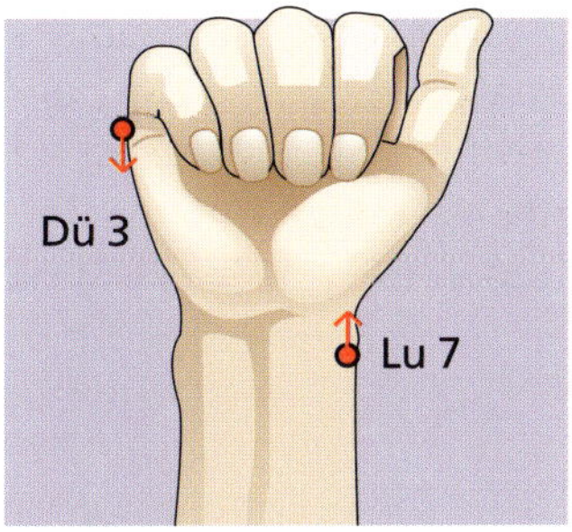

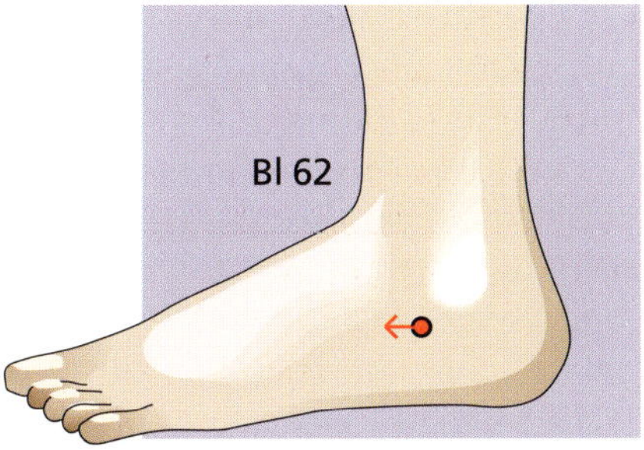

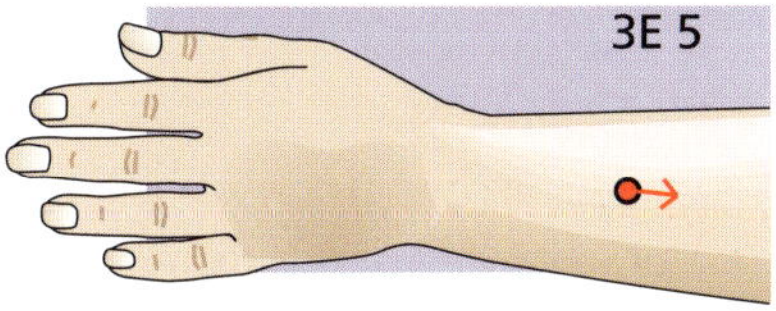

Lu 7
liegt daumenwärts am äußeren Rand des Unterarmes, etwa 1 Querfinger vor der Handgelenksfalte.

Bl 62
liegt in einer Vertiefung unterhalb des äußeren Fußknöchels.

Dü 3
liegt bei geschlossener Faust am Ende des Kleinfingergrundgelenks. Dort bildet sich eine Hautfalte, an deren Ende der Akupressurpunkt zu finden ist.

3E 5
liegt auf der Streckseite des Unterarmes in der Mitte zwischen Elle und Speiche, 2 Querfinger entfernt vom Handgelenk.

Krampfadern

Krampfadern stellen eine der größten Volkskrankheiten dar, sie betreffen fast jeden 2. Menschen. Die Symptome reichen von geschwollenen Beinen über das Gefühl, aufgeblasene Unterschenkel zu besitzen, bis hin zu Juckreiz und Hautveränderungen über sichtbaren Krampfadern.

Beachten Sie

Leider lassen sich die Krampfadern nicht zurückbilden, doch sind die Beschwerden günstig beeinflußbar.

Grundsätzlich sollte ein Arzt die Krampfadern untersucht haben, bevor man sich mit Hilfe der Akupressur selbst behandelt.

Die wirksamsten Punkte zur Akupressur sind: MP 4, ein Meisterpunkt für alle Erkrankungen des Bindegewebes. Seine Wirkung wird unterstützt durch die Behandlung von Bl 60. Le 3, ein Meisterpunkt für alle krampfartigen Beschwerden, wirkt besonders gut bei Spannungsgefühlen und Schwellungsneigung. Ma 36 hat eine günstige Wirkung auf alle Beschwerden der Beine und wird daher von den Chinesen „3-Meilen-Punkt“ genannt.

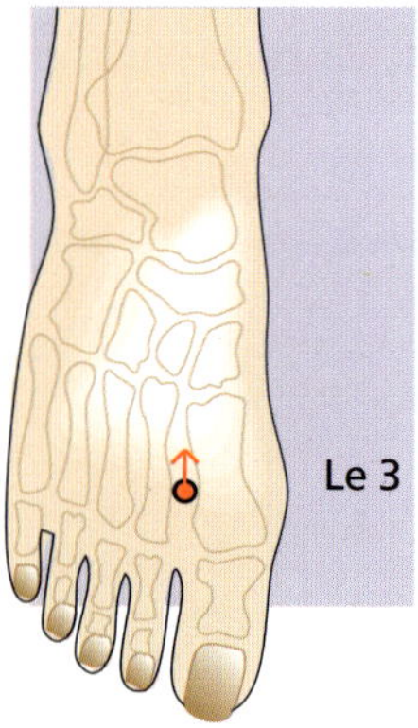

MP 4
liegt in der Mitte der Fußinnenseite.

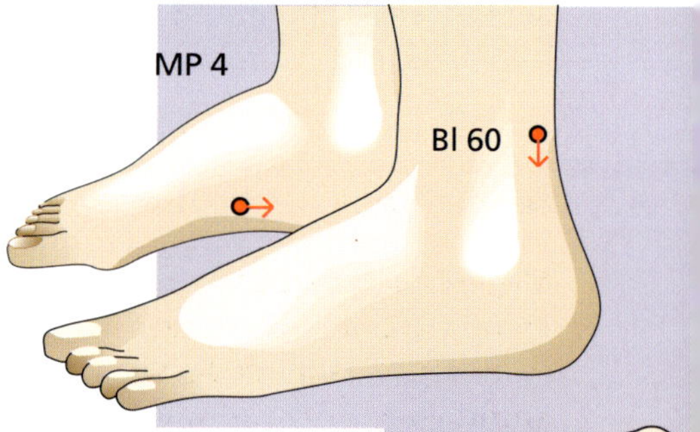

Bl 60
liegt vor der Achillessehne auf der Höhe des höchsten Punktes des äußeren Knöchels.

Le 3
liegt am Fußrücken, einen Querfinger oberhalb des Zehengrundgelenkes zwischen dem 1. und dem 2. Mittelfußknochen.

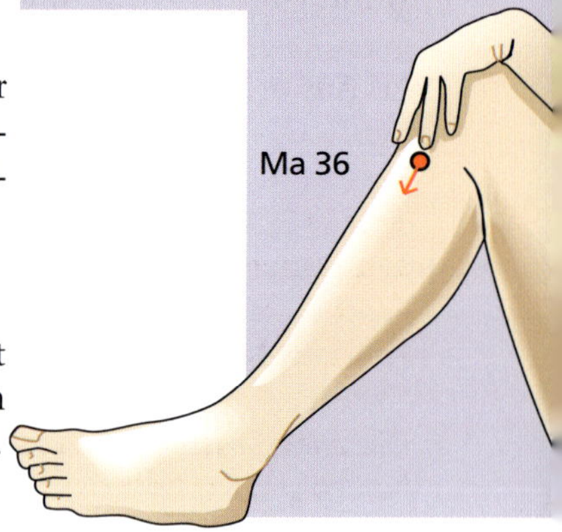

Ma 36
liegt seitlich am Unterschenkel direkt unter dem Ringfinger, wenn Sie Ihren Handteller auf die Kniescheibe setzen.

Lidödeme

Von einer Schwellung der Augen und Tränensäcke fühlen sich viele Frauen gestört, sie empfinden sie als lästig und unschön. In der Regel treten diese Schwellungen nach dem Schlafen auf und verschwinden in den späteren Morgenstunden von selbst. Nur in seltenen Fällen bleiben sie konstant vorhanden und können dann Hinweis auf eine Leber- oder Nierenerkrankung sein. Meistens liegt die Ursache in einem Schlafmangel, übermäßigem Alkoholgenuß, chronischer Übermüdung oder Streß. In diesen Fällen kann die Akupressur als morgendliche Schönheitsakupressur rasche Hilfe bringen.

Der wirksame Punkt heißt 3E 5, der auch Kardinalpunkt ist und derartige Schwellungszustände rasch reguliert.

3E 5
liegt auf der Streckseite des Unterarmes in der Mitte zwischen Elle und Speiche, 2 Querfinger entfernt vom Handgelenk.

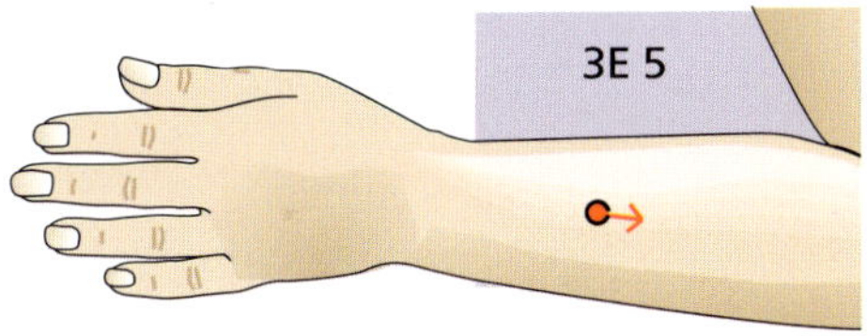

Magenbeschwerden

Magenbeschwerden können sich ganz unterschiedlich äußern: als allgemeine Schmerzen im Oberbauch, als saures Aufstoßen (Sodbrennen) nach dem Essen oder als anfallsartige Kolik aufgrund einer Entzündung der Magenschleimhaut.

Als Auslöser finden sich meistens seelische Störungen, doch können auch organische Ursachen, z.B. eine Infektion mit dem Bakterium *Helicobacter pylori*, zu diesen Symptomen führen. Aus diesem Grund sollten Sie bei länger dauernden Magenbeschwerden immer einen Arzt aufsuchen.

Sind organische Ursachen ausgeschlossen, ist die Akupressur eine nützliche Heilmethode.

Die wirksamsten Punkte sind: Bl 21, der Meisterpunkt bei allen Beschwerden des Magens. Zusätzlich wirkt sich KS 6 günstig aus, der als Meisterpunkt für Übelkeit und Erbrechen den Magen beruhigt.

Seine Wirkung verstärkt sich durch die zusätzliche Behandlung von MP 4, einem weiteren Kardinalpunkt mit besonderer Wirkung auf Bauchkrämpfe und Magenbeschwerden.

Bei **Gastritis** hilft Ga 41, ein Kardinalpunkt mit der Eigenschaft, Schmerzen zu lindern. 3E 5 unterstützt seine Wirkung.

Dü 3 ist ebenfalls ein Kardinalpunkt und Meisterpunkt für krampfartige Magenbeschwerden. Ma 36 wirkt ausgleichend auf den Magen-Darm-Trakt, sorgt für Entspannung und beruhigt die Magennerven.

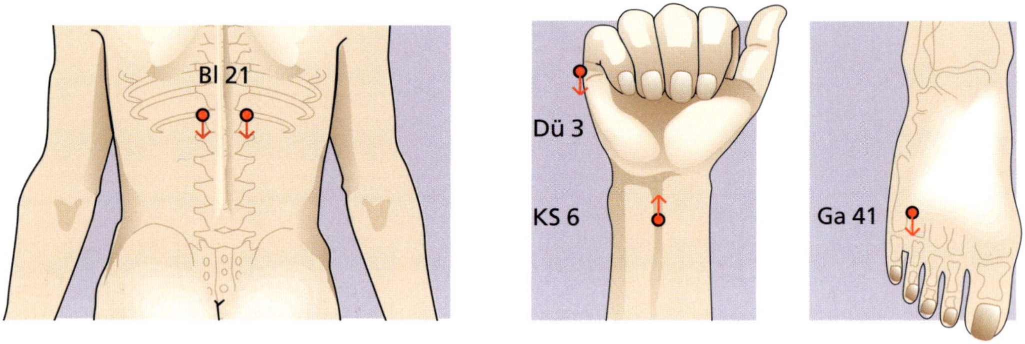

Bl 21
liegt genau zwischen der Mittellinie des Rückens und der Linie der Schulterblattinnenkante in Höhe des Dornfortsatzes des 12. Brustwirbels.

KS 6
liegt in der Mitte der Unterarmunterseite zwischen Elle und Speiche, etwa 1,5 Daumenbreiten vor der Handgelenksfurche.

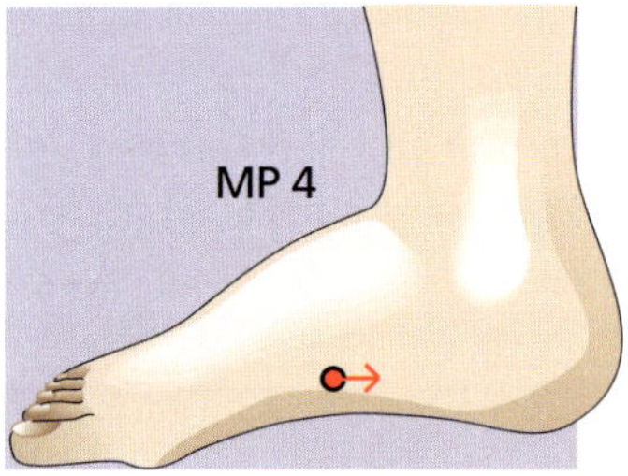

MP 4
liegt in der Mitte der Fußinnenseite.

Ga 41
liegt am Fußrücken, eine Daumenbreite oberhalb der Zehengrundgelenke zwischen dem 4. und 5. Mittelfußknochen.

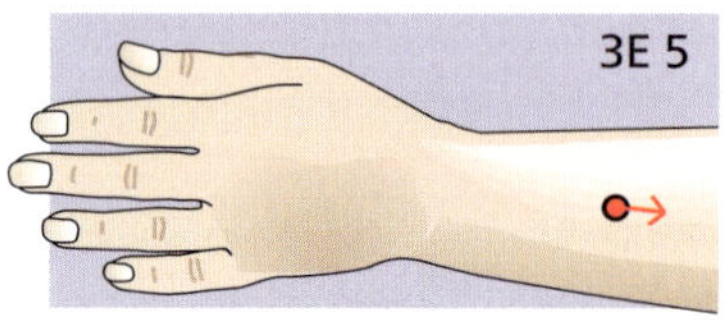

3E 5
liegt auf der Streckseite des Unterarmes in der Mitte zwischen Elle und Speiche, 2 Querfinger entfernt vom Handgelenk.

Dü 3
liegt bei geschlossener Faust am Ende des Kleinfingergrundgelenkes. Dort bildet sich eine Hautfalte, an deren Ende der Akupressurpunkt zu finden ist.

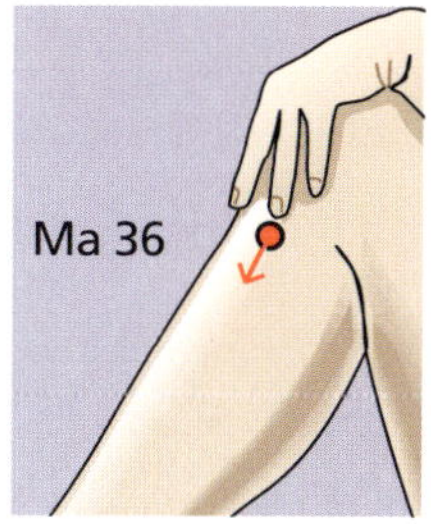

Ma 36
liegt seitlich am Unterschenkel direkt unter dem Ringfinger, wenn Sie Ihren Handteller auf die Kniescheibe setzen.

Menstruationsstörungen

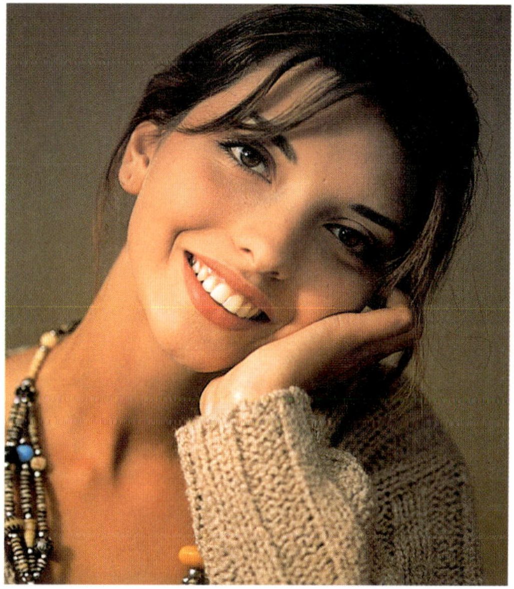

Unter Störungen der monatlichen Regel hat jede zweite Frau zu leiden. Als Ursache findet sich oft ein schwankender Hormonhaushalt, der nicht nur zu unregelmäßigen Monatsblutungen, sondern auch zu schmerzhaften Mißempfindungen vor und während der Periode führen kann.

Die Akupressur kann vielfach sehr wirkungsvoll sein und das Hormongleichgewicht wiederherstellen.

Die besten Punkte sind: Ni 6, ein Kardinalpunkt mit großer Wirksamkeit bei allen Störungen im gynäkologischen Bereich.

Sein günstiger Effekt wird durch Ga 41 unterstützt, ebenfalls ein Kardinalpunkt mit positivem Einfluß auf die weiblichen Organe im kleinen Becken und schmerzlindernder Wirkung.

Bl 62 reguliert den schwankenden Hormonhaushalt. Lu 7 ist besonders dann einzusetzen, wenn die Menstruationsstörungen mit Schmerzen in der Brust verbunden sind.

Die Akupressur reguliert hormonelle Schwankungen, die zu Beschwerden während der Monatsblutung führen.

Ga 41
liegt am Fußrücken, eine Daumenbreite oberhalb der Zehengrundgelenke zwischen dem 4. und 5. Mittelfußknochen.

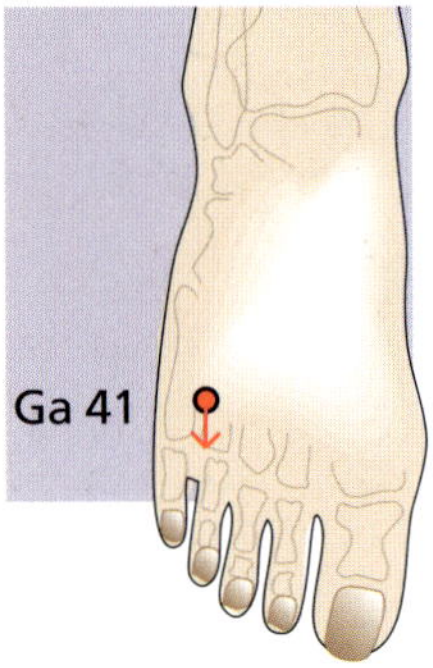

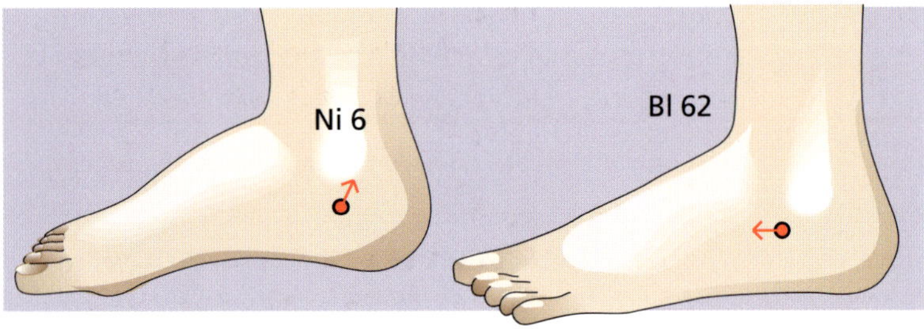

Ni 6
liegt genau unterhalb des inneren Knöchels des Sprunggelenkes.

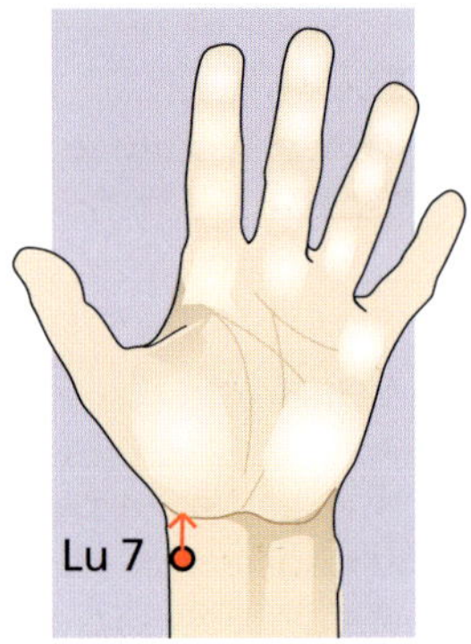

Lu 7
liegt daumenwärts am äußeren Rand des Unterarmes, etwa 1 Querfinger vor der Handgelenksfalte.

Bl 62
liegt in einer Vertiefung unterhalb des äußeren Fußknöchels.

Nasenbluten

Nasenbluten entsteht meistens durch eine mechanische Reizung der Nasenschleimhäute, wie z.B. nach starkem Schneuzen oder Kratzen. Nur selten liegt eine organische Störung (Bluthochdruck oder krankhafte Blutzusammensetzung) als Ursache zugrunde.

Neben den üblichen Maßnahmen (kaltes Tuch im Nackenbereich oder auf der Stirn) hilft die Akupressur schnell und wirkungsvoll.

Die besten Punkte sind: Di 4 mit seiner besonders günstigen Wirkung auf Schleimhauterkrankungen aller Art. Daneben wirken Le 2 und Le 3 sehr gut. Ma 36 entspannt den Körper und führt durch seinen seelischen Ausgleich zur Blutstillung.

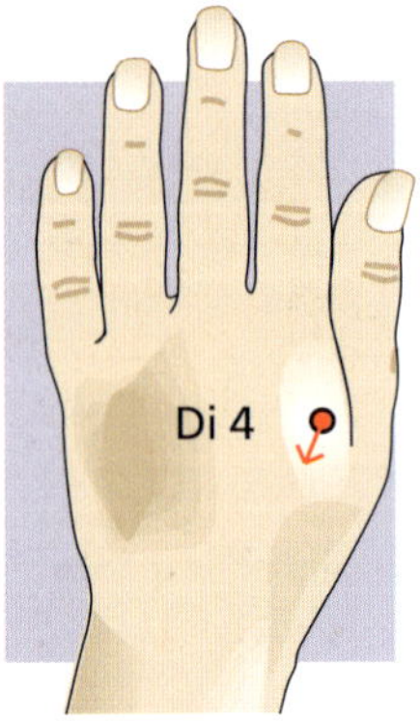

Di 4
liegt im Mittelpunkt des Muskelbauches, der sich bildet, wenn der Daumen an den ausgestreckten Zeigefinger gepreßt wird.

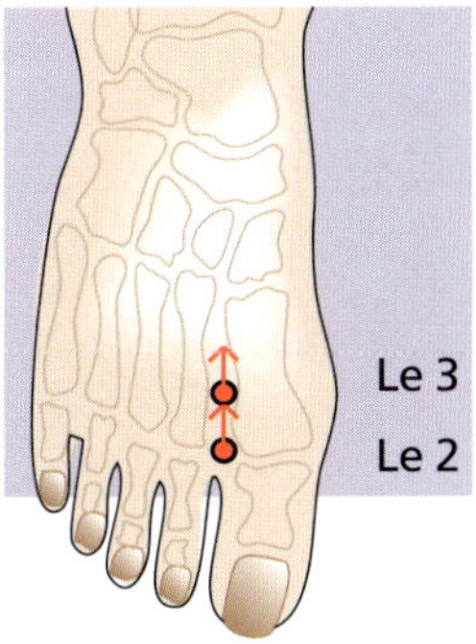

Le 2
liegt zwischen der 1. und 2. Zehe knapp vor dem Zehengrundgelenk.

Le 3
liegt am Fußrücken, einen Querfinger oberhalb des Zehengrundgelenkes zwischen dem 1. und 2. Mittelfußknochen.

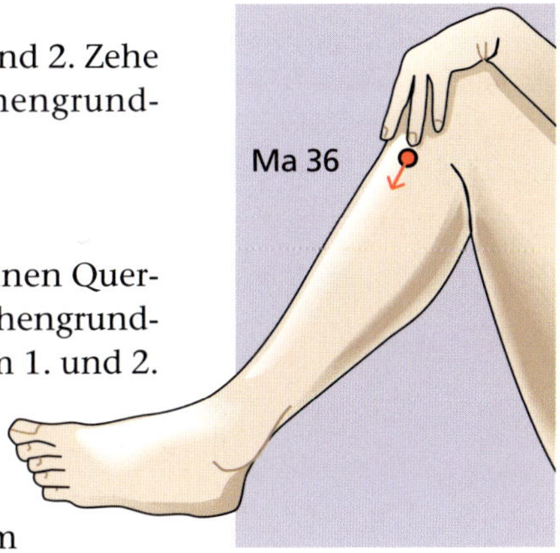

Ma 36
liegt seitlich am Unterschenkel direkt unter dem Ringfinger, wenn Sie Ihren Handteller auf die Kniescheibe setzen.

Nervosität

Nervosität ist ein Symptom, unter dem in unserer hektischen Zeit immer mehr Menschen leiden. Die Folge sind Depressionen, übermäßige Gemütsempfindungen, Übererregtheit und quälende Gedanken. Dauern die Zustände nervöser Erregung länger an, sollten Sie unbedingt zusätzliche Maßnahmen in Betracht ziehen und einen Arzt konsultieren.

In leichteren Fällen kann die Akupressur versucht werden, die oftmals einen guten Erfolg zeigt.

Die wirksamsten Punkte sind: KS 6, ein Kardinalpunkt mit besonders günstiger Wirkung auf depressive Verstimmungen und übermäßige Gemütsbewegungen. Dü 3, ebenfalls ein Kardinalpunkt, gleicht bei Übererregtheit und starken Gefühlsempfindungen aus.

Bl 62 ist besonders dann zu behandeln, wenn sich quälende Gedanken und Zwangsvorstellungen immer wieder im Kopf festsetzen. Ma 36 wie auch Ni 6 beruhigen und harmonisieren die Psyche.

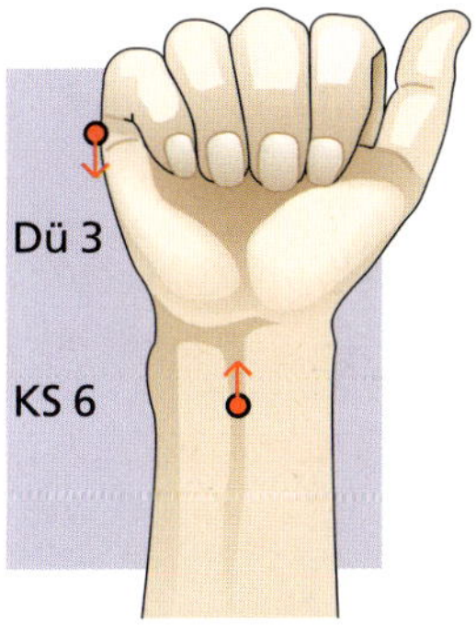

KS 6
liegt in der Mitte der Unterarmunterseite zwischen Elle und Speiche, etwa 1,5 Daumenbreiten vor der Handgelenksfurche.

Bl 62
liegt in einer Vertiefung unterhalb des äußeren Fußknöchels.

Dü 3
liegt bei geschlossener Faust am Ende des Kleinfingergrundgelenks. Dort bildet sich eine Hautfalte, an deren Ende der Akupressurpunkt zu finden ist.

Ma 36
liegt seitlich am Unterschenkel direkt unter dem Ringfinger, wenn Sie Ihren Handteller auf die Kniescheibe setzen.

Ni 6
liegt genau unterhalb des inneren Knöchels des Sprunggelenkes.

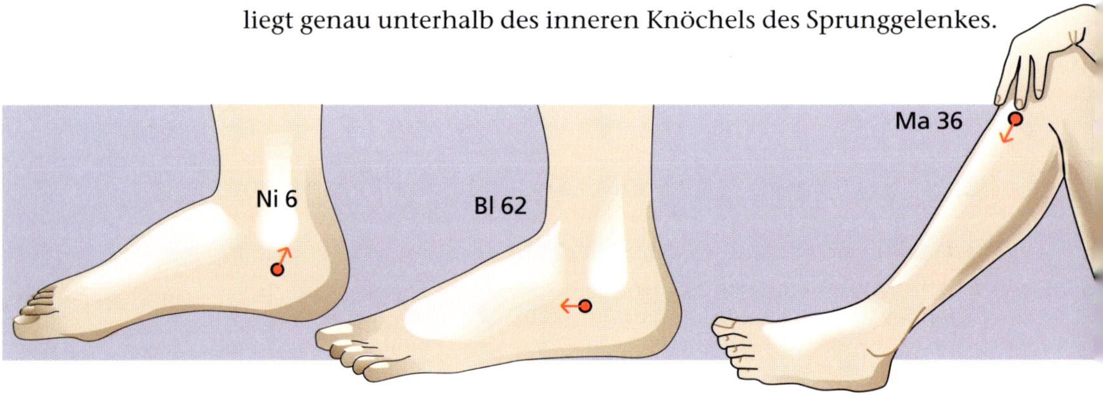

Nikotinsucht

„Rauchen gefährdet die Gesundheit." Es ist kein Geheimnis, daß Nikotinsucht langfristig zu ernsthaften Erkrankungen führen kann. Aus diesem Grund sollte jedermann unterstützt werden, der aus freiem Willen versucht, das Rauchen aufzugeben.

Wichtig

Sofern die Motivation zur Beendigung des Rauchens vorhanden ist, kann die Akupressur helfen, die ersten Tage zu überwinden: Das Verlangen nach Nikotin und nach der Zigarette wird reduziert, die Entzugserscheinungen werden gemildert.

Die wirksamsten Punkte zur Akupressur sind: Ma 36, der zu einer psychischen Ausgeglichenheit führt, nebst KG 17, ebenfalls eine Punktlokalisation mit äußerst tiefer Wirkung auf die Psyche.

He 7 sorgt für frische Energie und damit auch frische Gedanken weit ab vom Kampf gegen das Nikotin, so daß mit Punkt Di 1/1 erst gar keine Zeit für einen Wiederbeginn des Rauchens vorhanden bleibt.

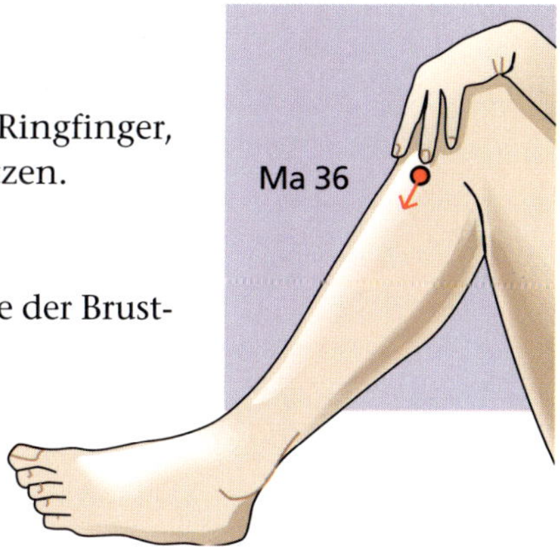

Ma 36
liegt seitlich am Unterschenkel direkt unter dem Ringfinger, wenn Sie Ihren Handteller auf die Kniescheibe setzen.

KG 17
liegt auf dem Brustbein genau in der Mitte auf Höhe der Brustwarzen.

He 7
liegt in der Handgelenksfalte am Außenrand.

Di 1/1
liegt am kleinfingerwärts gerichteten Nagelfalzwinkel des Zeigefingers.

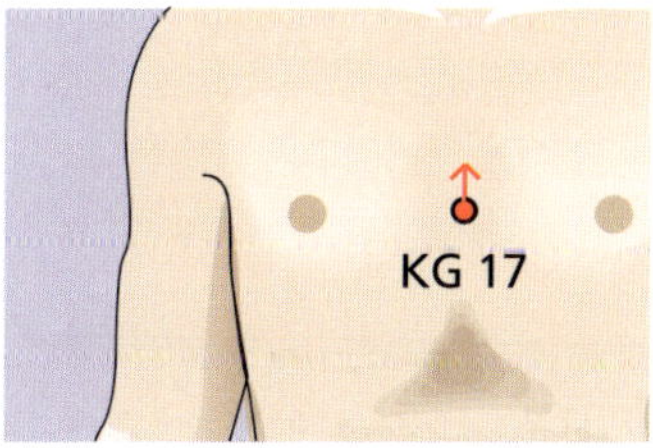

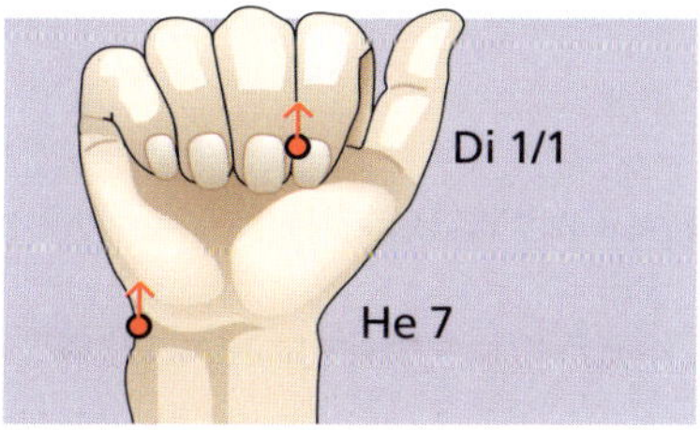

Ohrensausen

Ohrensausen oder Ohrgeräusche (Tinnitus) beeinträchtigen ganz entscheidend die Lebensqualität und sind nur schwer zu behandeln; sie sprechen oftmals nur schlecht auf die Akupressur an. Trotzdem gibt es immer wieder Erfolge, so daß sich ein Versuch auf jeden Fall lohnt.

Als Ursache für Ohrgeräusche und Ohrensausen wird eine Degeneration im Bereich des Innenohres und der Gehörknöchelchen angenommen, wobei auch die mangelnde Durchblutung im Innenohr eine große Rolle spielt.

Mit Hilfe der Akupressur läßt sich die Ohrenfunktion anregen und die Durchblutung im Innenohr steigern.

Die wirksamsten Punkte sind: Dü 19, der Meisterpunkt für alle Erkrankungen im Ohrbereich. Daneben haben auch 3E 5 und KS 6 eine sehr enge Beziehung zum Ohr mit anregender Wirkung.

Dü 3 lohnt sich vor allem dann, wenn zusätzlich Ohrenschmerzen (Otalgien) vorhanden sind.

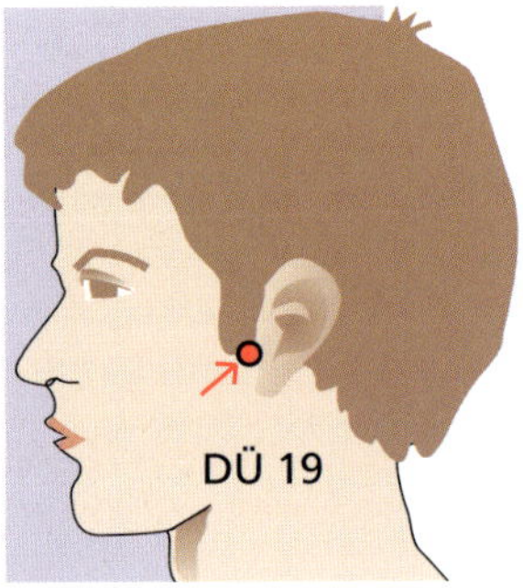

Dü 19
liegt in der Vertiefung, die sich vor dem Gehörgang am Ohr und hinter dem Kiefergelenk bildet.

3E 5
liegt auf der Streckseite des Unterarmes in der Mitte zwischen Elle und Speiche, 2 Querfinger entfernt vom Handgelenk.

KS 6
liegt in der Mitte der Unterarmunterseite zwischen Elle und Speiche, etwa 1,5 Daumenbreiten vor der Handgelenksfurche.

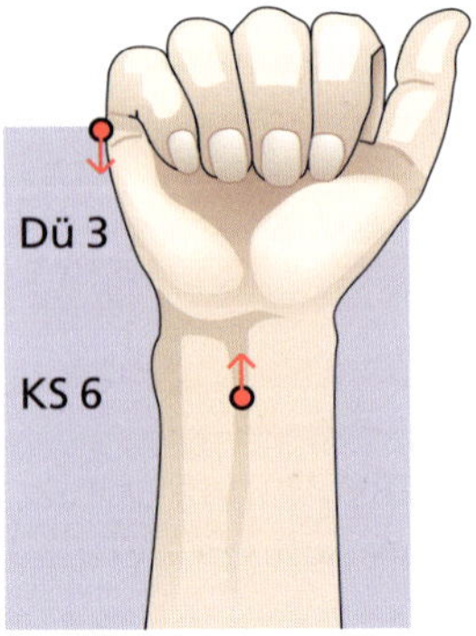

Dü 3
liegt bei geschlossener Faust am Ende des Kleinfingergrundgelenkes. Dort bildet sich eine Hautfalte, an deren Ende der Akupressurpunkt zu finden ist.

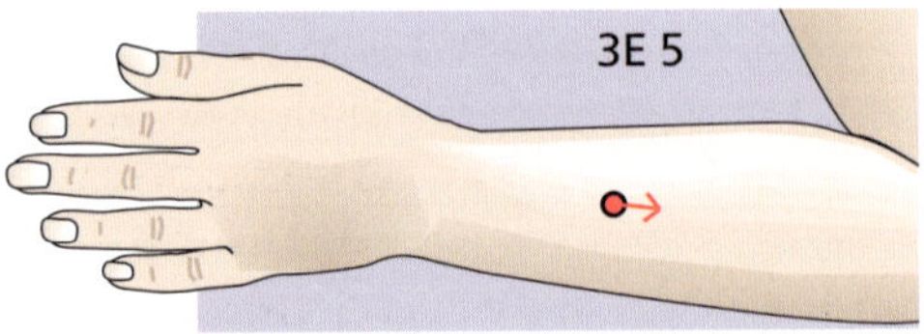

Prostatabeschwerden

Die Prostata, die Vorsteherdrüse beim Mann, kann sich entzünden oder vergrößern und dadurch zu Beschwerden beim Wasserlassen führen. Jeder zweite Mann über 60 Jahren leidet unter diesem Problem.

Mit Hilfe der Akupressur lassen sich Beschwerden im Bereich der Prostata oder das Nachtröpfeln von Urin gut beeinflussen.

Die besten Punkte sind: Ni 6, ein Meisterpunkt für alle Beschwerden im Blasen-Prostata-Bereich.

Bei akuten Entzündungen empfiehlt sich die zusätzliche Akupressur von 3E 5, ein Kardinalpunkt mit spezieller Wirkung bei Entzündungen. Le 3 und Di 4 haben ebenfalls eine gezielte Wirkung auf die Prostata. Ma 36 schließt die Therapie ab, er hat allgemein eine ausgleichende energetische Wirkung.

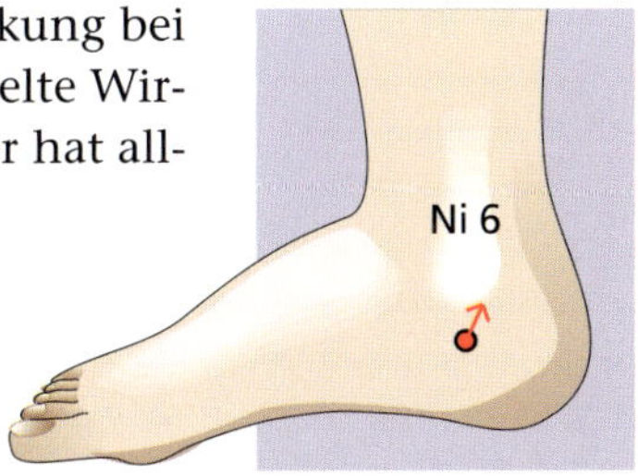

Ni 6
liegt genau unterhalb des inneren Knöchels des Sprunggelenkes.

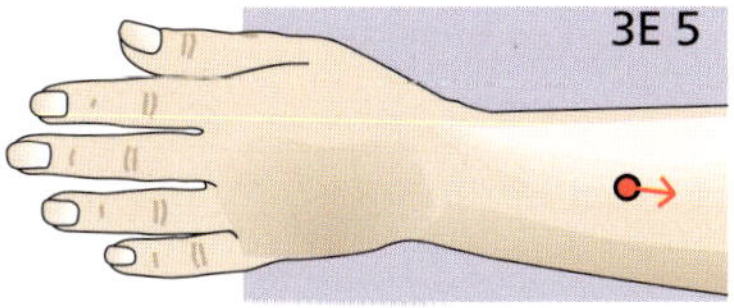

3E 5
liegt auf der Streckseite des Unterarmes in der Mitte zwischen Elle und Speiche, 2 Querfinger entfernt vom Handgelenk.

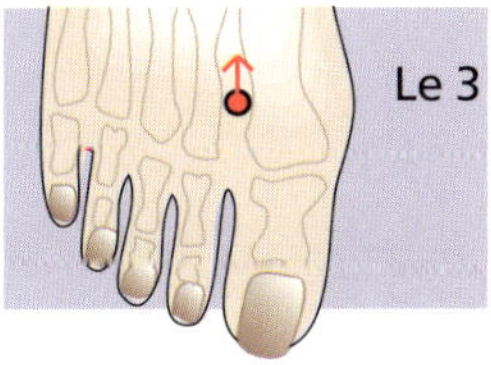

Le 3
liegt am Fußrücken, einen Querfinger oberhalb des Zehengrundgelenkes zwischen dem 1. und 2. Mittelfußknochen.

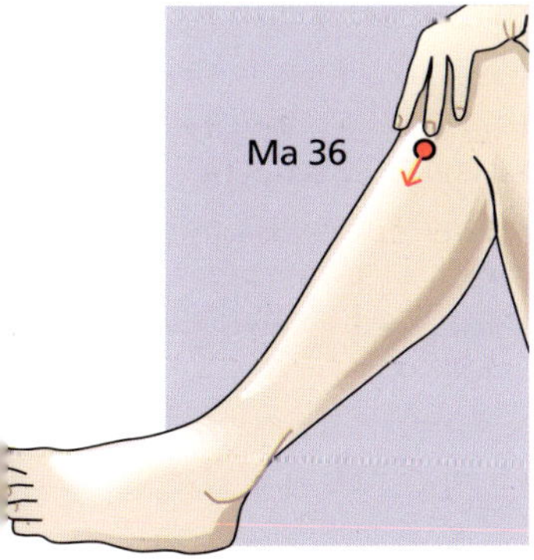

Di 4
liegt genau im Mittelpunkt des Muskelbauches, der sich bildet, wenn der Daumen an den ausgestreckten Zeigefinger gepreßt wird.

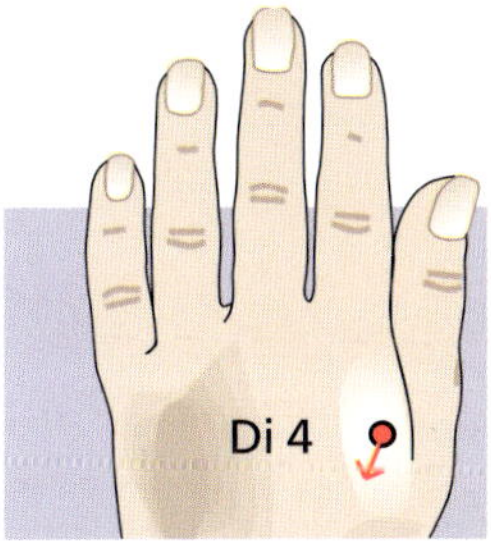

Ma 36
liegt seitlich am Unterschenkel direkt unter dem Ringfinger, wenn Sie Ihren Handteller auf die Kniescheibe setzen.

Die Akupressur lindert auf sanfte Weise Schmerzen im Rückenbereich.

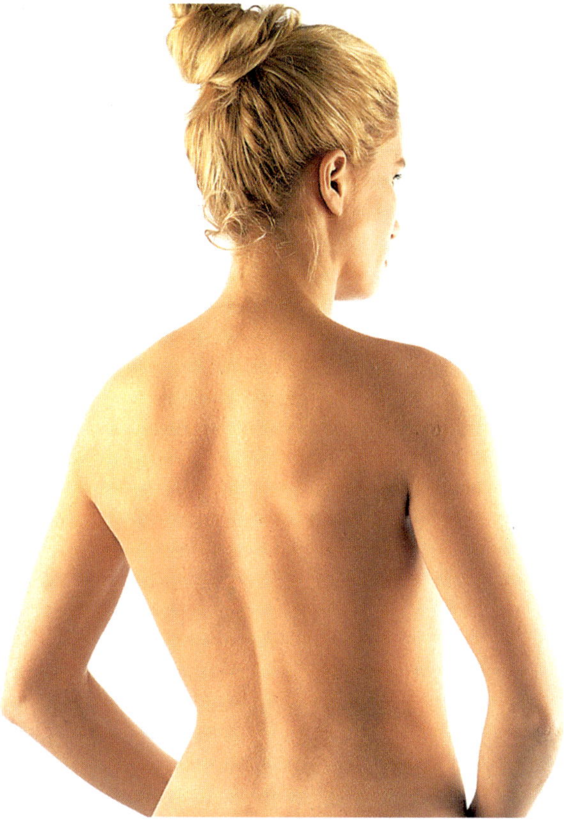

Rückenschmerzen

Beschwerden im Bereich der Wirbelsäule sind einer der häufigsten Gründe für den Arztbesuch. Die Ursache liegt vielfach im Bewegungsmangel und einer überwiegend sitzenden Berufstätigkeit, wodurch die Wirbelsäule meist einseitig belastet wird.

Oftmals sind es die altersbedingten „Abnutzungserscheinungen“ wie Arthrose etc., die zur Funktionsstörung im Wirbelsäulenskelett führen. Der Verschleißprozeß betrifft aber nicht nur den Knochen und die Wirbelgelenke selbst, sondern auch die Zwischenwirbelscheibe (Bandscheibe) und andere Weichteile wie Sehnen, Bänder und Muskeln.

Diese Veränderungen beschränken sich nicht nur auf ein kleines Gebiet, sondern erfassen meistens größere Areale der Wirbelsäule. In der Folge entsteht eine Überbelastung bestimmter Wirbelsäulenbereiche, die dann zu den oftmals chronischen Rückenschmerzen führt.

Sind bestimmte Bereiche der Wirbelsäule dauernd überlastet, kommt es zu chronischen Rückenschmerzen.

Für die Behandlung ist es wichtig, in welchen Bereichen der Wirbelsäule die Beschwerden am stärksten sind. Grundsätzlich sind bei allen Rückenschmerzen die folgenden 4 Punkte äußerst wirksam: Ga 41, der antientzündlich und schmerzlindernd wirkt, gemeinsam mit 3E 5, der seine Wirkung als Meisterpunkt für rheumatische Beschwerden unterstützt.

Ni 6 führt zu einer Entspannung der Rückenmuskulatur und kann damit einen wirkungsvollen Beitrag zur Schmerzlinderung leisten. Bl 60 ergänzt das Grundprogramm bei Rückenschmerzen.

Ga 41
liegt am Fußrücken, eine Daumenbreite oberhalb der Zehengrundgelenke zwischen dem 4. und 5. Mittelfußknochen.

Ni 6
liegt genau unterhalb des inneren Knöchels des Sprunggelenkes.

3E 5
liegt auf der Streckseite des Unterarmes in der Mitte zwischen Elle und Speiche, 2 Querfinger entfernt vom Handgelenk.

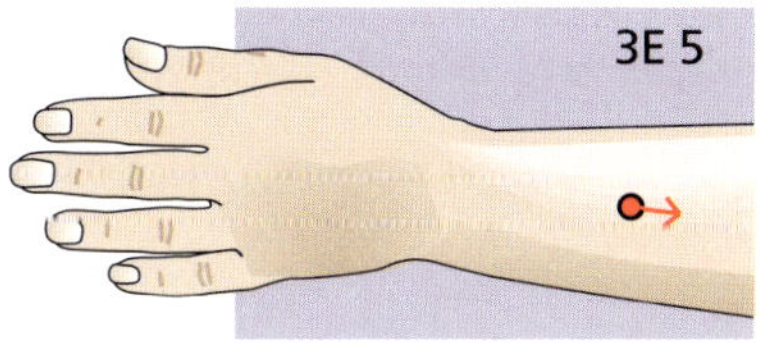

Bl 60
liegt vor der Achillessehne auf Höhe des höchsten Punktes des äußeren Knöchels.

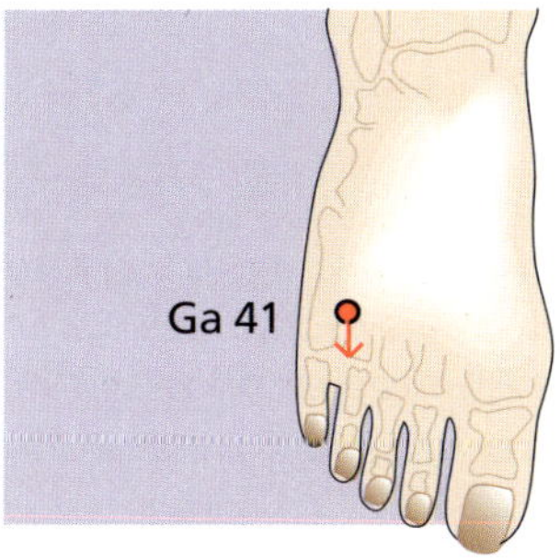

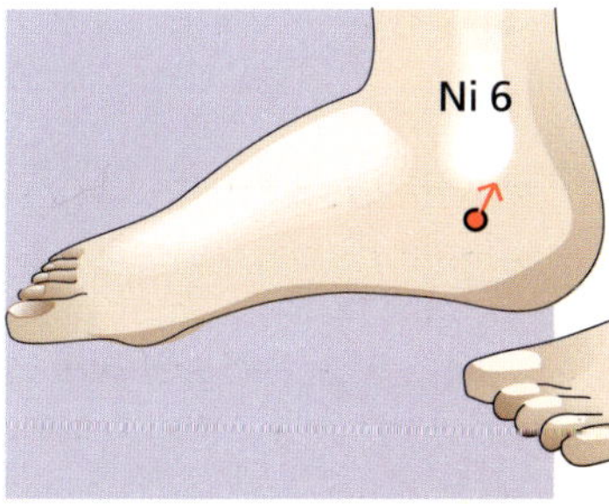

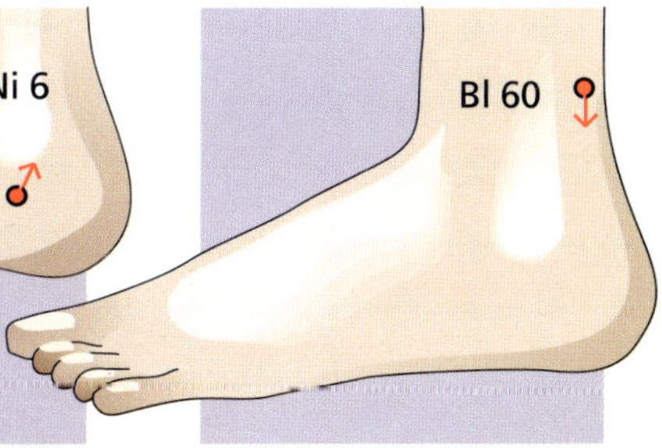

Beschwerden der Halswirbelsäule

Wenn Sie vor allem im Hals-Nacken-Bereich Beschwerden haben, sollten Sie die Halswirbelsäule nach druckschmerzhaften Punkten abtasten.

Diese werden markiert und anschließend sternförmig akupressiert. Daneben werden die Punkte behandelt, wie sie im Grundprogramm beschrieben sind.

Dü 3 rundet das Programm ab; er ist ein Kardinalpunkt, der die Schmerzen lindert.

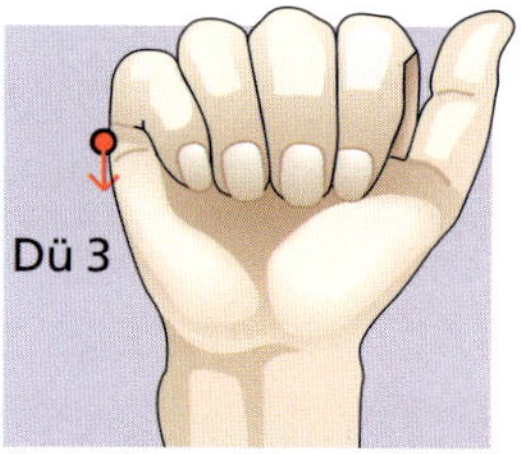

Dü 3
liegt bei geschlossener Faust am Ende des Kleinfingergrundgelenks.

Dort bildet sich eine Hautfalte, an deren Ende der Akupressurpunkt zu finden ist.

Beschwerden im Bereich der Brust- und Lendenwirbelsäule

Treten die Schmerzen vorwiegend im Bereich der Brust- oder Lendenwirbelsäule auf, ertastet man auch in diesem Fall entlang der Wirbelsäule die druckschmerzhaften Punkte und markiert sie mit einem Filzstift. Anschließend akupressiert man sie sternförmig.

Zusätzlich werden die Punkte behandelt, wie sie im Grundprogramm beschrieben sind. Bei Beschwerden im Bereich der Brustwirbelsäule sollte unbedingt auch Dü 3 akupressiert werden: er lindert die Schmerzen. Bei tiefer liegenden Beschwerden, das heißt auf Höhe der Lendenwirbelsäule, sollten zusätzlich Bl 62 und MP 4, ergänzt durch LG 2, behandelt werden.

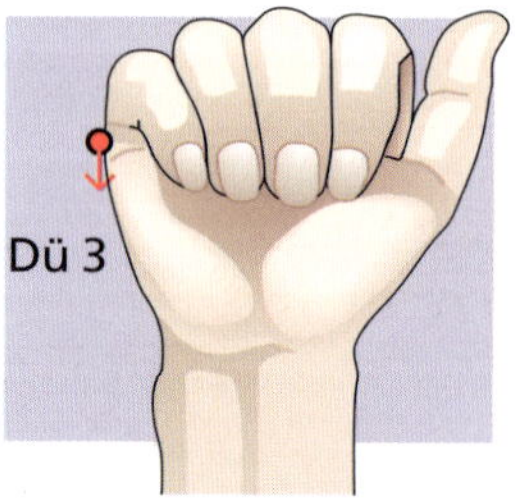

Dü 3
liegt bei geschlossener Faust am Ende des Kleinfingergrundgelenks. Dort bildet sich eine Hautfalte, an deren Ende der Akupressurpunkt zu finden ist.

Bl 62
liegt in einer Vertiefung unterhalb des äußeren Fußknöchels.

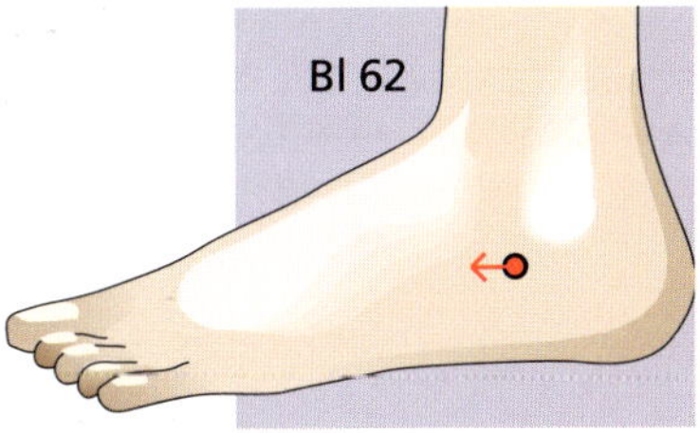

LG 2
liegt im Zwischenraum zwischen Kreuz- und Steißbein in der Anusfalte.

MP 4
liegt in der Mitte der Fußinnenseite.

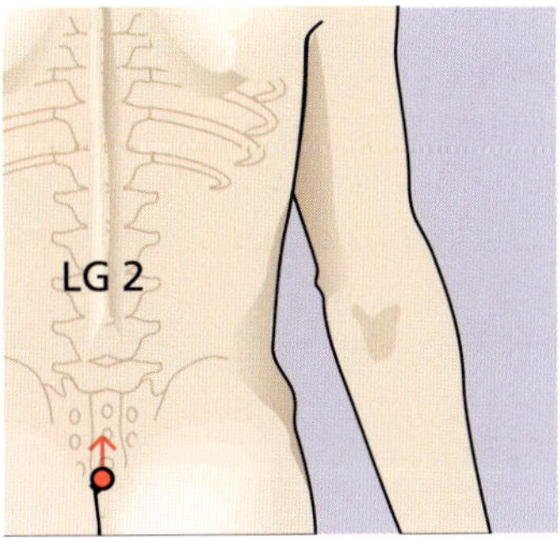

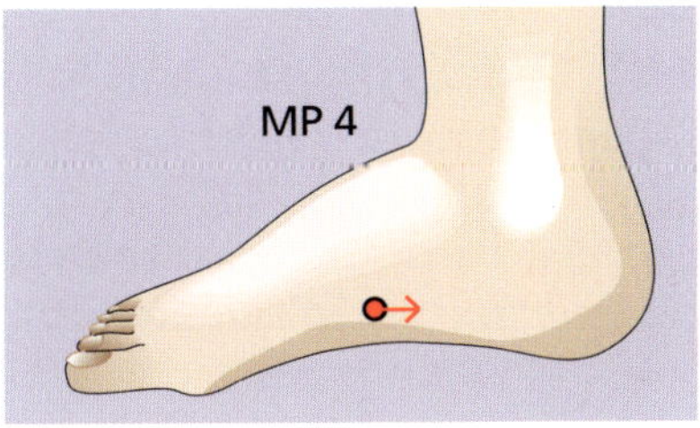

Beschwerden im Kreuzbein

Bei Beschwerden im Bereich des Kreuzbeines sucht man ebenfalls nach schmerzhaften Punkten. Diese werden markiert und anschließend sternförmig akupressiert.

Zusätzlich sollten Sie die Lokalisationen des Grundprogrammes sowie Bl 62 und LG 2 behandeln.

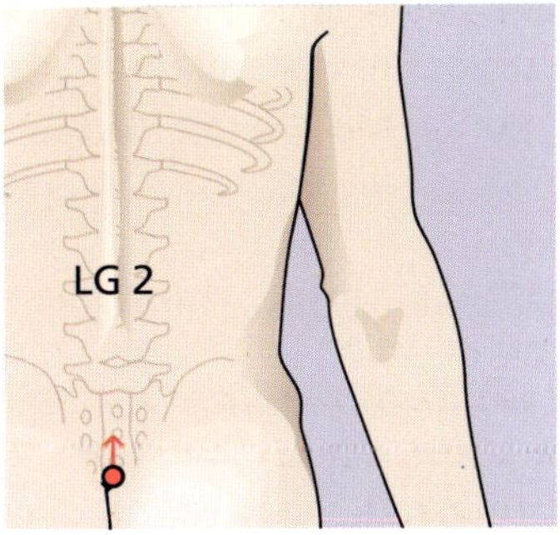

Bl 62
liegt in einer Vertiefung unterhalb des äußeren Fußknöchels.

LG 2
liegt im Zwischenraum zwischen Kreuz- und Steißbein in der Anusfalte.

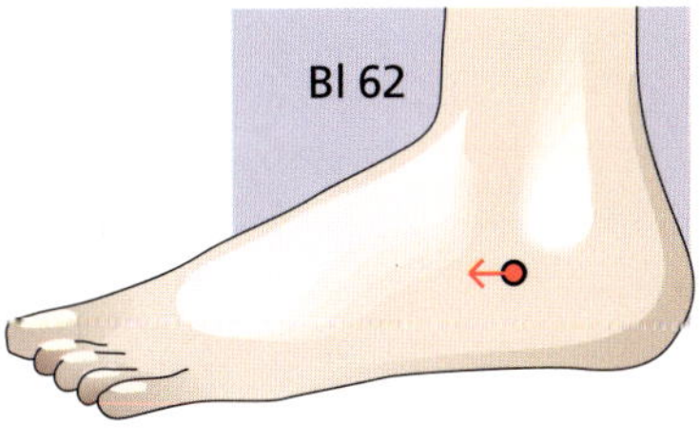

Beschwerden im Bereich des Ileosakralgelenkes

Das Ileosakralgelenk liegt zwischen dem Kreuzbein und dem Beckenring. Treten hier Schmerzen auf, sollten Sie vor allem die Punkte des Grundprogrammes behandeln, ergänzt durch Bl 62, der in diesem Bereich eine sehr gute Wirkung zeigt.

Bl 62
liegt in einer Vertiefung unterhalb des äußeren Fußknöchels.

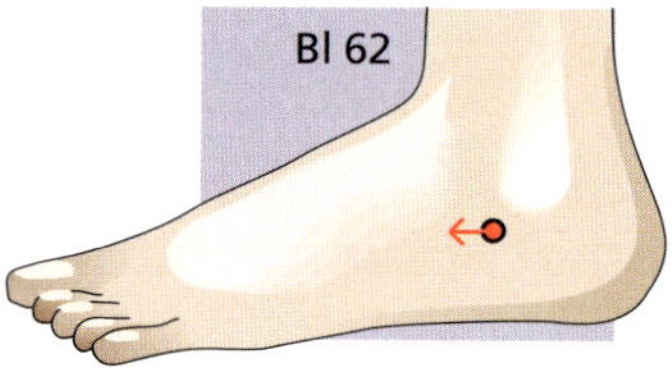

Ischiasbeschwerden

Bei Schmerzen im Ischiasnerv (Ischiasbeschwerden, Lumbalgie, Hexenschuß) kommen verschiedene Ursachen in Frage. Oft ist eine Erkältung der Auslöser.

Meist ist der Ischiasnerv aufgrund degenerativer Veränderungen der Wirbelsäule eingeklemmt. Man spürt Schmerzen sowie Mißempfindungen wie Ameisenkribbeln im Bein, sie können vom Kreuzbein bis in die äußeren Zehen ziehen.

Bei Kraftlosigkeit im Bein muß unverzüglich ein Arzt aufgesucht werden, da es sich in diesen Fällen um einen operationsbedürftigen Bandscheibenvorfall handeln kann.

Wichtig

Die Akupressur kann bei akuten Beschwerden wie auch chronischen Schmerzschüben einfach und zuverlässig helfen.

Folgende Punkte sind besonders wirksam: Allgemein schmerzlindernd und antientzündlich wirkt Ga 41, der wie auch Ni 6 ein Kardinalpunkt ist. Letzterer entkrampft auch noch die Rückenmuskulatur, die bei der Ischiasentzündung meistens reflektorisch sehr verspannt ist.

Bl 62 und Dü 3 sind weitere ganz wichtige Punkte zur Behandlung des Hexenschusses.

Als lokale Schmerzpunkte wirken Bl 34, 35, 36 und 40, die bei Ischiasbeschwerden meistens druckempfindlich sind. Strahlen

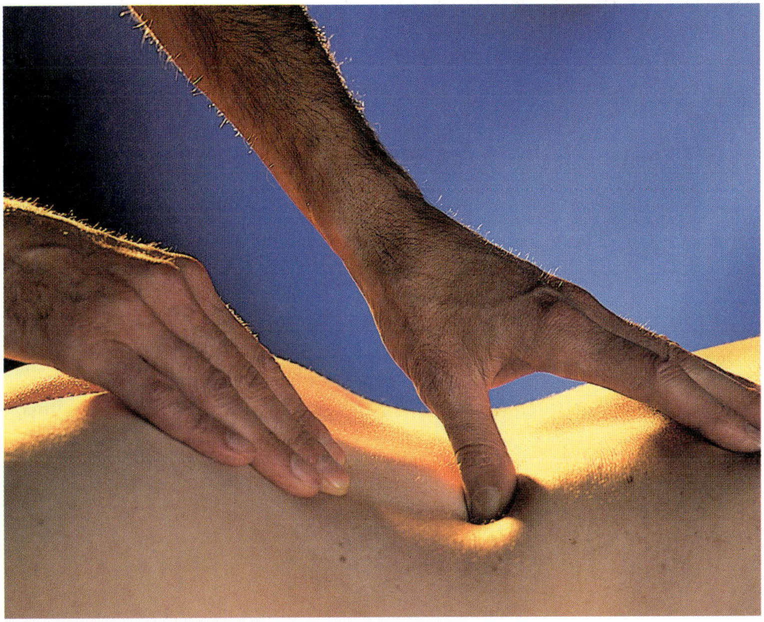

Schmerzen im Ischiasnerv können mit Hilfe verschiedener Akupressurpunkte gut behandelt werden.

die Beschwerden entlang des äußeren Beines bis zur kleinen Zehe aus, kann Ma 36 eine gute Hilfe sein, da er speziell auf das Bein wirkt und daher auch „3 Meilen-Punkt“ genannt wird.

Ga 41
liegt am Fußrücken, eine Daumenbreite oberhalb der Zehengrundgelenke zwischen dem 4. und 5. Mittelfußknochen.

Ni 6
liegt genau unterhalb des inneren Knöchels des Sprunggelenkes.

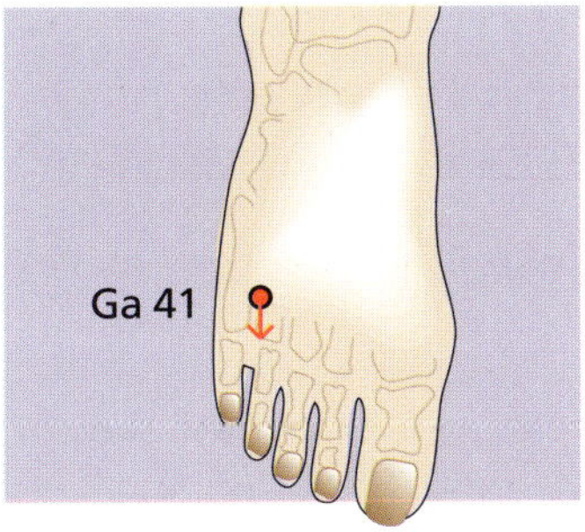

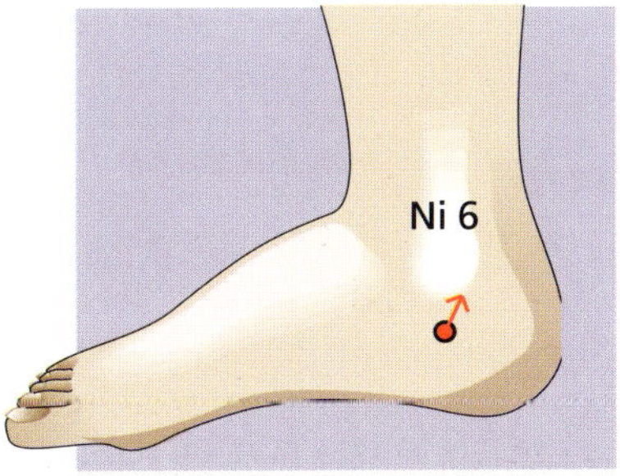

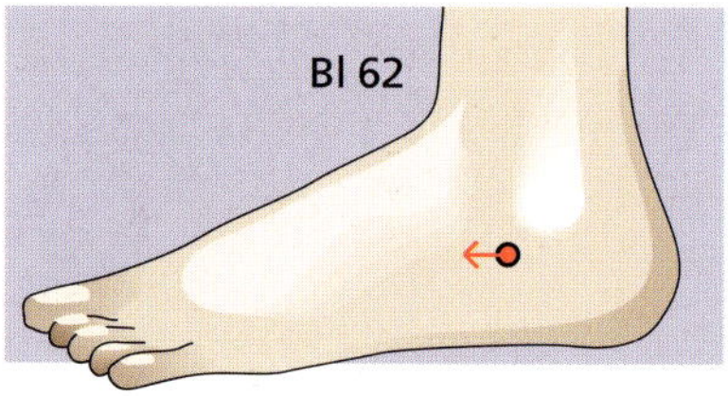

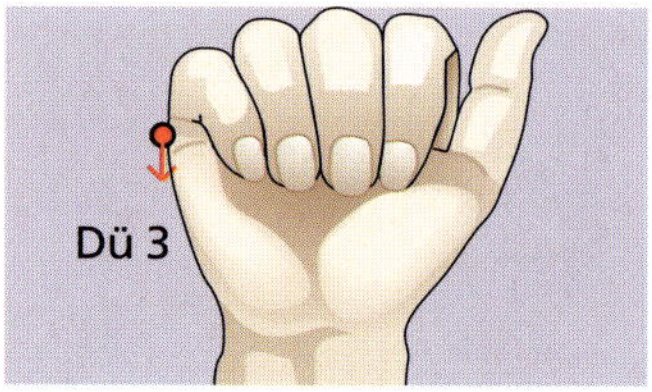

Bl 62
liegt in einer Vertiefung unterhalb des äußeren Fußknöchels.

Dü 3
liegt bei geschlossener Faust am Ende des Kleinfingergrundgelenks. Dort bildet sich eine Hautfalte, an deren Ende der Akupressurpunkt zu finden ist.

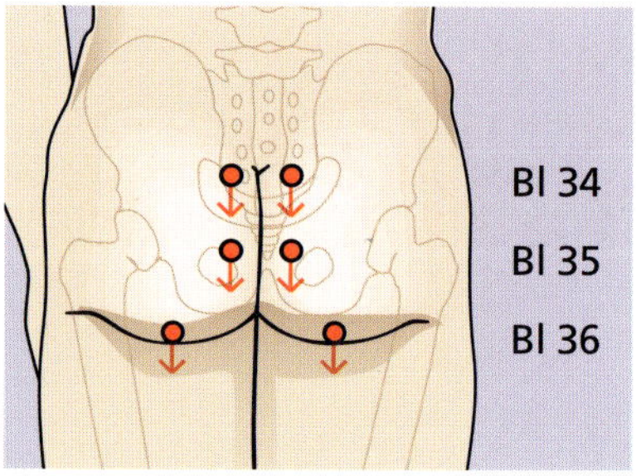

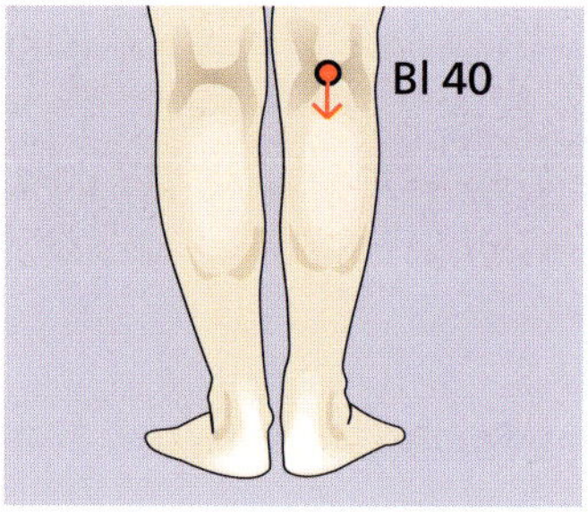

Bl 34
liegt 1/2 bis 1 Querfinger seitlich vom Beginn der Falte des Anus.

Bl 35
liegt 1/2 bis 1 Querfinger neben dem Steißbein.

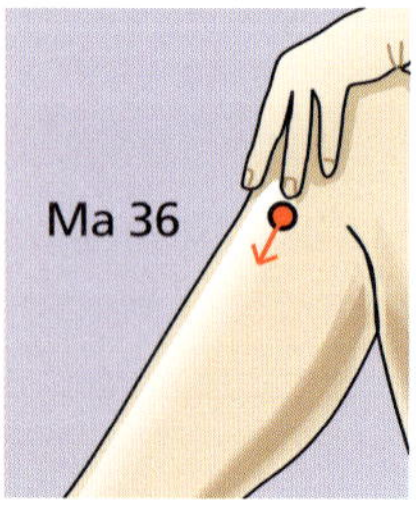

Bl 36
liegt in der Mitte der Gesäßquerfalte.

Bl 40
liegt in der Mitte der Kniekehle.

Ma 36
liegt seitlich am Unterschenkel direkt unter dem Ringfinger, wenn Sie Ihren Handteller auf die Kniescheibe setzen.

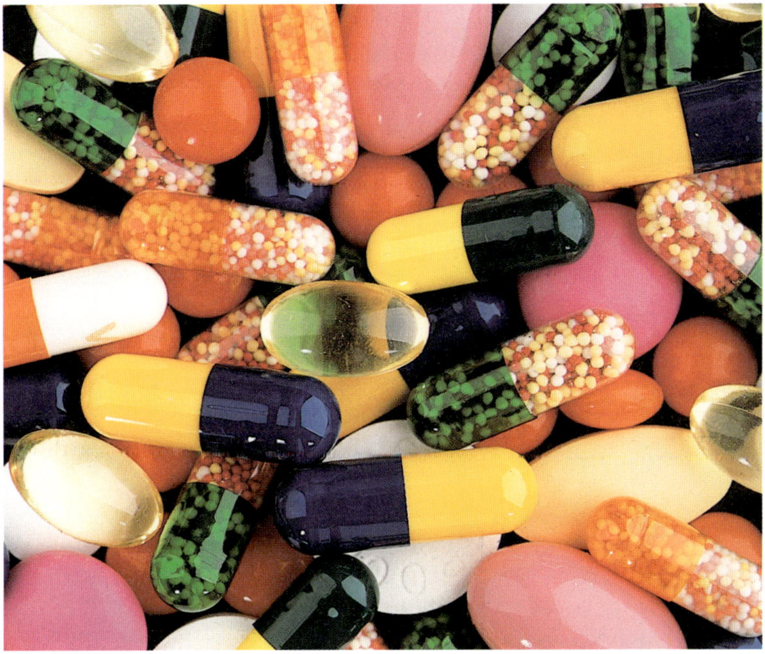

Dank der Akupressur können Sie auf Schlafmittel verzichten.

Schlafstörungen

Schlafstörungen lassen sich grundsätzlich in zwei Formen unterteilen:

1. Einschlafstörungen
2. Durchschlafstörungen

Bei Einschlafstörungen wälzt man sich unruhig im Bett herum und ist hellwach, weil das Gehirn einfach nicht zur Ruhe kommen will.

Bei Durchschlafstörungen hingegen fällt das Einschlafen leicht, man erwacht jedoch meistens nach Mitternacht und findet keinen neuen Schlaf. Durchschlafstörungen sind nicht selten von Beschwerden der Gallenblase und der Leber begleitet. Die Akupressur kann bei diesen Beschwerden gut helfen.

Bei Schlafstörungen ganz allgemein sollten Sie Ni 6, KS 6, Bl 62 und Ma 36 (Göttliche Gleichmut) behandeln, die alle beruhigend und entspannend wirken.

Bei Einschlafstörungen lohnt sich die zusätzliche Akupressur der Punkte Ni 3 und des In Tran. Stehen Durchschlafstörungen im Vordergrund, so empfiehlt sich die zusätzliche Behandlung der Punkte Ma 21 und Le 6.

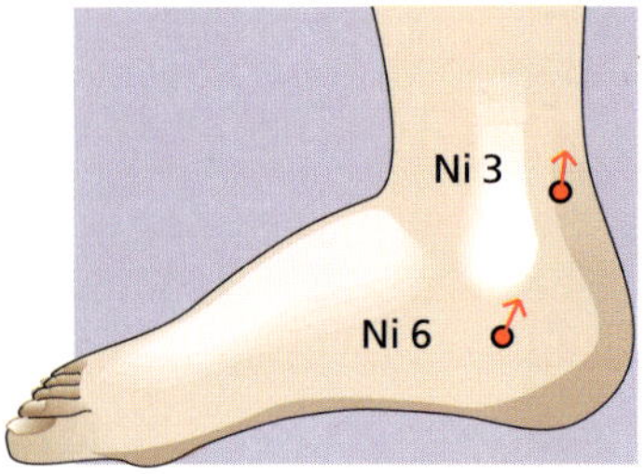

Ni 6
liegt genau unterhalb des inneren Knöchels des Sprunggelenkes.

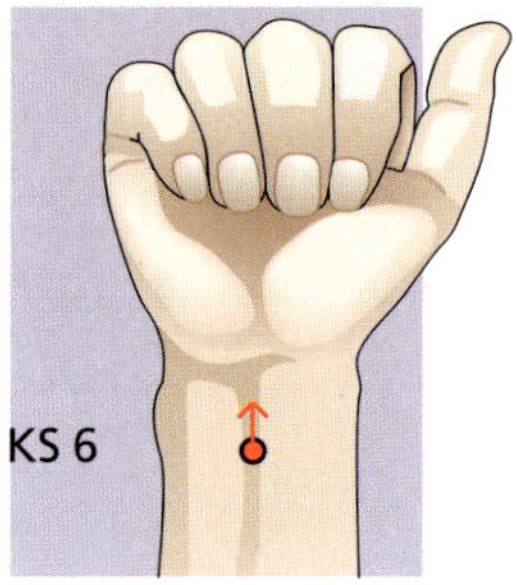

KS 6
liegt in der Mitte der Unterarmunterseite zwischen Elle und Speiche, etwa 1,5 Daumenbreiten vor der Handgelenksfurche.

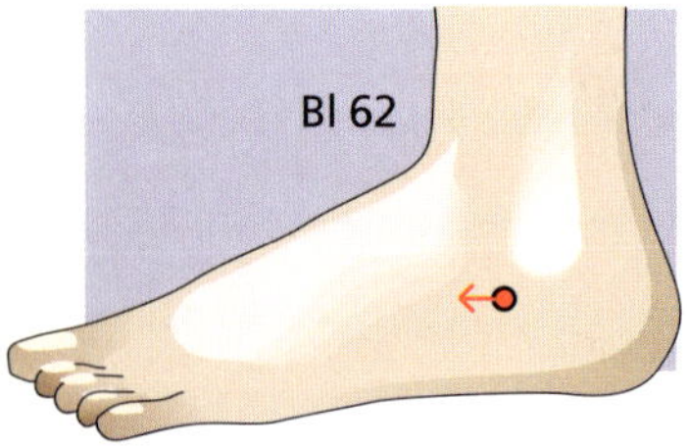

Bl 62
liegt in einer Vertiefung unterhalb des äußeren Fußknöchels.

Ma 36
liegt seitlich am Unterschenkel direkt unter dem Ringfinger, wenn Sie Ihren Handteller auf die Kniescheibe setzen.

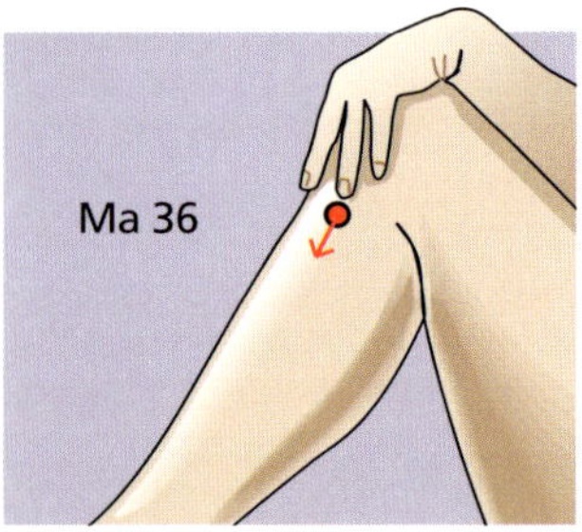

Ni 3
liegt vor der Achillessehne auf Höhe des höchsten Punktes des inneren Sprunggelenkknöchels.

In Tran
liegt in der Mitte der Körperachse knapp oberhalb der Nasenwurzel genau zwischen den beiden Augenbrauen.

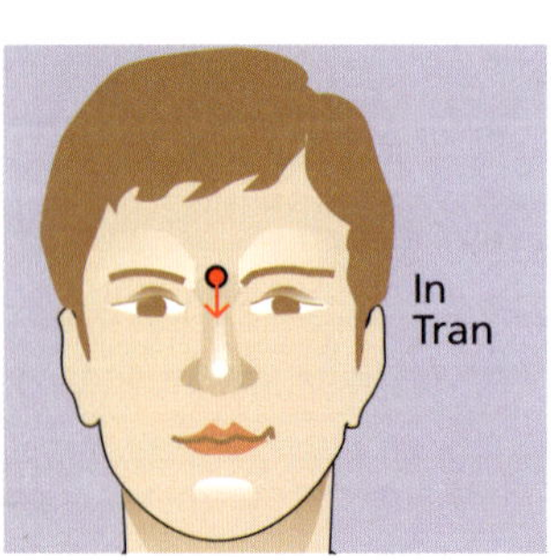

Ma 21
liegt am Oberbauch, ca. 3 Querfinger seitlich der Mittellinie, knapp unterhalb des Rippenbogens.

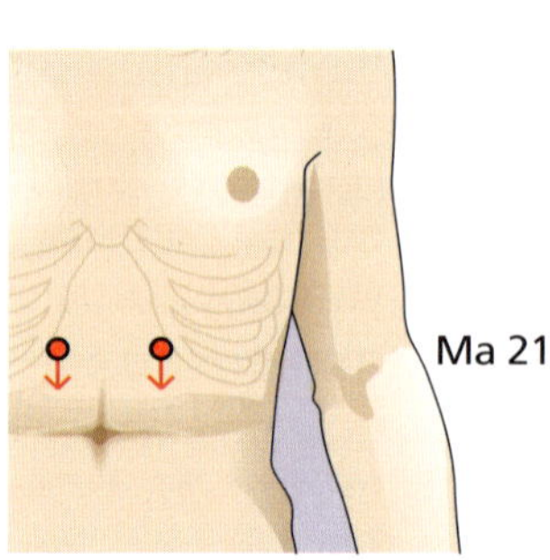

Le 6 (nicht im Bild)
liegt auf der Innenseite des Unterschenkels, 7 Querfinger oberhalb des Knöchels.

Schluckauf

Der Schluckauf entsteht durch ein rhythmisches Zusammenziehen des Zwerchfells. Oftmals ruft zu hastiges Essen oder Trinken oder auch die Einnahme zu kalter Nahrung diese Beschwerden hervor. Der Schluckauf läßt sich leicht behandeln durch die Akupressur der Punkte Le 3 und Dü 3, beides Lokalisationen, die speziell bei Verkrampfungen wirksam sind.

Le 3
liegt am Fußrücken, einen Querfinger oberhalb des Zehengrundgelenkes zwischen dem 1. und 2. Mittelfußknochen.

Dü 3
liegt bei geschlossener Faust am Ende des Kleinfingergrundgelenks. Dort bildet sich eine Hautfalte, an deren Ende der Akupressurpunkt zu finden ist.

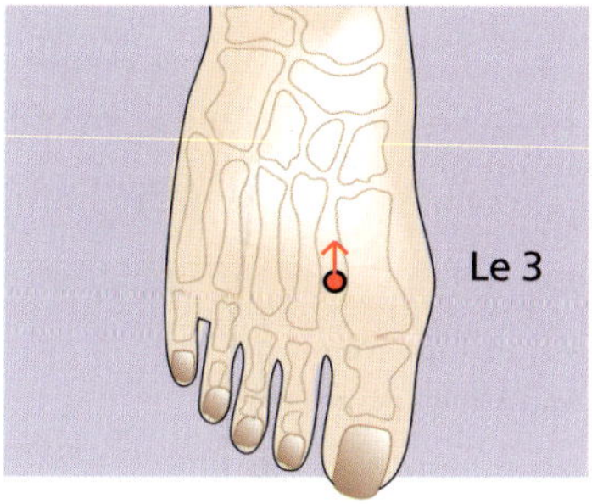

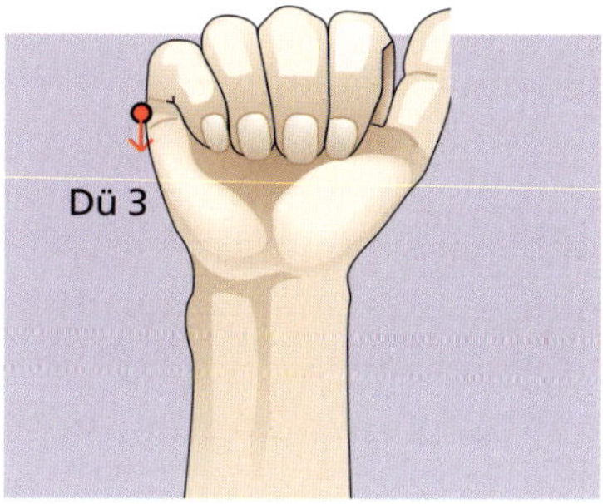

Schmerzzustände

Bei Schmerzen gleich welcher Ursache können verschiedene Akupressurpunkte eingesetzt werden, die ganz allgemein eine schmerzlindernde Wirkung besitzen.

Zu den wirksamsten Punkten gehören: Ga 41, dessen Wirkung mit dem Medikament Voltaren vergleichbar ist, und Di 4, dessen Einfluß bis tief in das Stammhirn reicht, wo die Schmerzverarbeitung stattfindet.

Die Wirksamkeit dieser Punkte wird durch die zusätzliche Behandlung von 3E 5 unterstützt, der besonders gut auch bei allen rheumatischen Schmerzen eingesetzt werden kann. He 9 ergänzt das Programm, ein Punkt, der besonders bei längerandauernden Schmerzen akupressiert werden sollte.

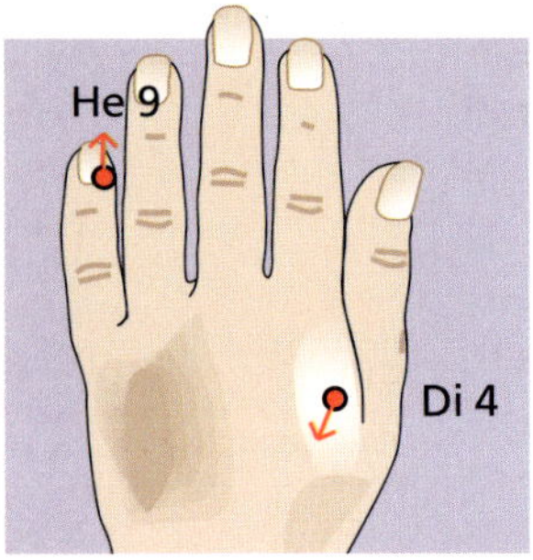

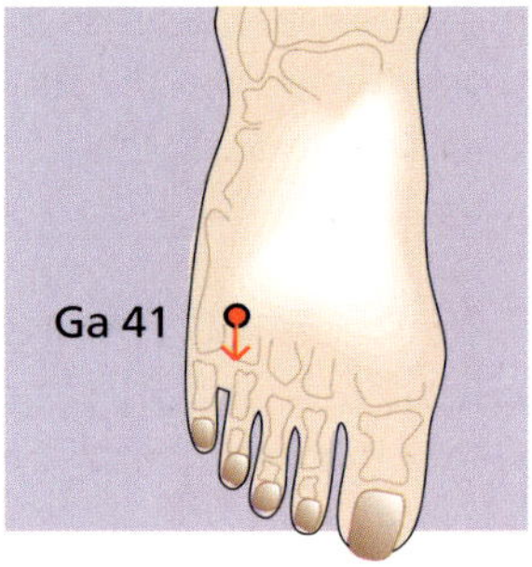

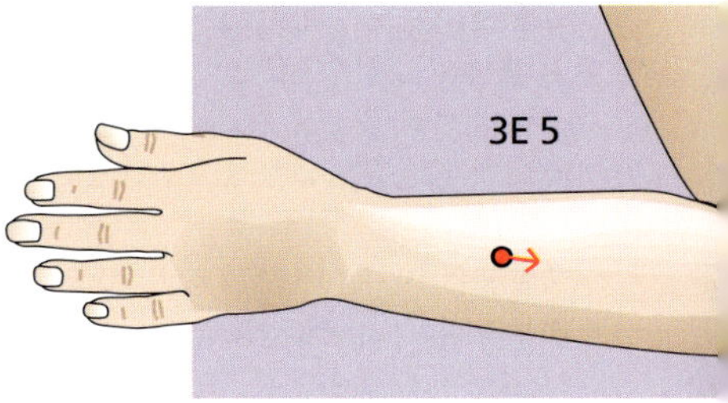

Ga 41
liegt am Fußrücken, eine Daumenbreite oberhalb der Zehengrundgelenke zwischen dem 4. und 5. Mittelfußknochen.

Di 4
liegt genau im Mittelpunkt des Muskelbauches, der sich bildet, wenn der Daumen an den ausgestreckten Zeigefinger gepreßt wird.

3E 5
liegt auf der Streckseite des Unterarmes in der Mitte zwischen Elle und Speiche, 2 Querfinger entfernt vom Handgelenk.

He 9
liegt am innenseitigen Nagelfalz des kleinen Fingers.

Schulterschmerzen

Schulterschmerzen können verschiedene Ursachen haben. Beim sogenannten Schulter-Arm-Syndrom besteht eine Entzündung des Schultergelenkes; zusätzlich kommt es häufig zu Verkalkungen im Bindegewebe der Schulter.

In manchen Fällen kann aber auch die Halswirbelsäule Auslöser für Schmerzen im Schulter-Arm-Bereich sein. Hieran muß immer dann gedacht werden, wenn die Akupressur der im folgenden genannten Punkte nicht zum Erfolg führt.

Beachten Sie

Schulterschmerzen, die als Folge von Abnutzung und chronischen Entzündungen im Schulter-Arm-Gelenk auftreten, sind mit Hilfe der Akupressur sehr gut beeinflußbar.

Folgende Punkte sind wirksam: 3E 5 und Ga 41, eine bekannte Punktekombination für alle rheumatischen Erkrankungen. Bl 62 wirkt besonders bei muskulären Verspannungen und Schmerzen.

Daneben werden Punkte akupressiert, die einen speziellen Einfluß auf den Schultergürtel besitzen: KG 14, 3E 15, Di 14 und Di 15.

3E 5
liegt auf der Streckseite des Unterarmes in der Mitte zwischen Elle und Speiche, 2 Querfinger entfernt vom Handgelenk.

Ga 41
liegt am Fußrücken, eine Daumenbreite oberhalb der Zehengrundgelenke zwischen dem 4. und 5. Mittelfußknochen.

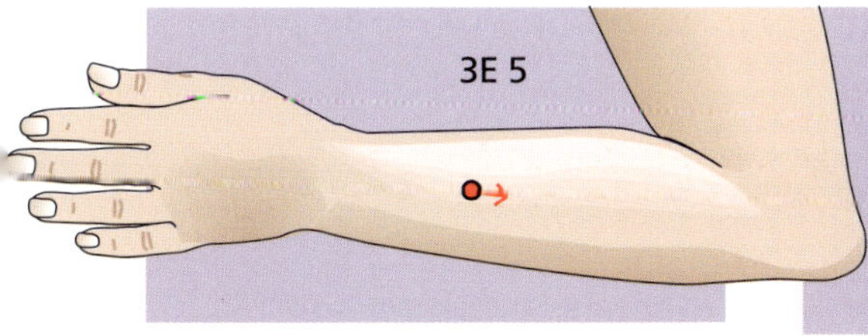

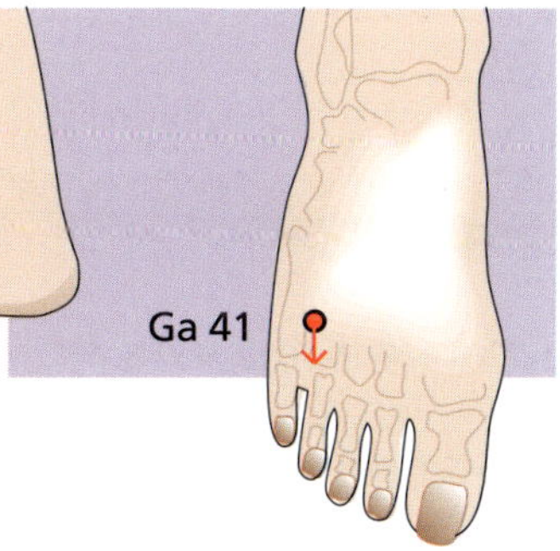

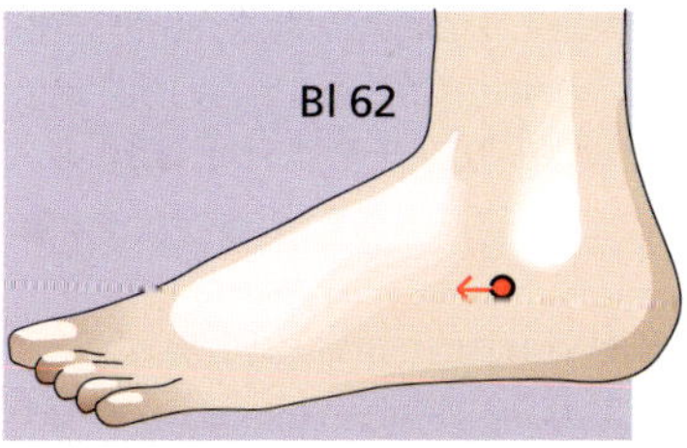

Bl 62
liegt in einer Vertiefung unterhalb des äußeren Fußknöchels.

KG 14
liegt 2 Querfinger von KG 12 entfernt in Richtung Brustbein.

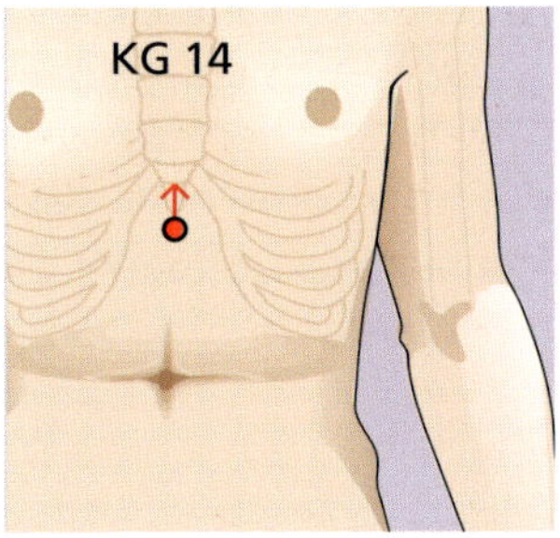

3E 15
liegt im Schulter-Nacken-Bereich etwa eine Handbreit seitlich des Halsbeginnes.

Di 14
liegt an der Außenseite des Oberarmes an der Spitze des Deltamuskels.

Di 15
liegt auf der Schulter am Deltamuskeloberrand in einer vorderen Grube, die sich beim seitwärts waagrechten Heben des Armes bildet.

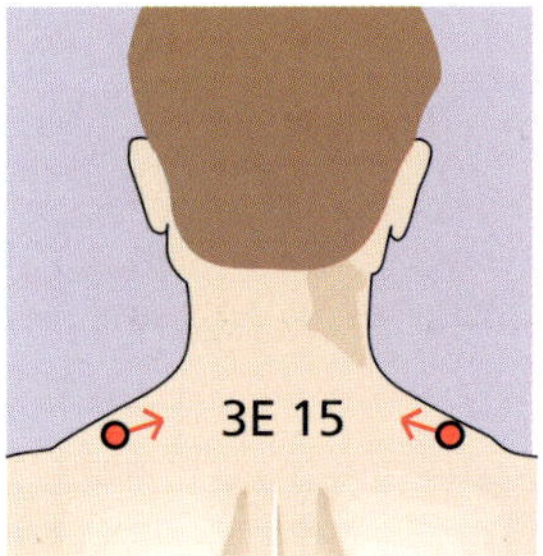

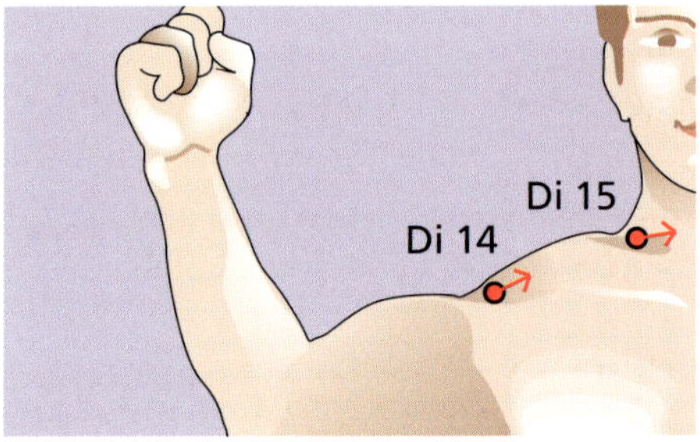

Schwindel

Für Schwindel gibt es viele Ursachen.

Die Ursachen, die zu Schwindel führen können, sind vielfältig und sollten vor einer Behandlung bekannt sein.

Man unterscheidet den lagerungsbedingten Schwindel, der auftritt, wenn man sich zu schnell aus liegender Position aufrichtet, sowie den Ohrschwindel, der durch eine Störung des Gleichgewichtsorganes im Innenohr zustande kommt.

In seltenen Fällen kann auch eine Fehlfunktion der Halswirbelsäule Schwindelgefühle auslösen.

Die Akupressur bietet rasche Hilfe durch die Behandlung der folgenden Punkte: Dü 3, ein Meisterpunkt gegen Durchblutungsstörungen aller Art, sowie KS 6, der neben Bl 62 regulierend auf die Strukturen wirkt, die an der Entstehung des Schwindels beteiligt sind. Bei Kreislaufproblemen sind He 9, KS 9 und KG 6 oft hilfreich.

Dü3 hilft gegen Durchblutungsstörungen aller Art.

Dü 3
liegt bei geschlossener Faust am Ende des Kleinfingergrundgelenks. Dort bildet sich eine Hautfalte, an deren Ende der Akupressurpunkt zu finden ist.

KS 6
liegt in der Mitte der Unterarmunterseite zwischen Elle und Speiche, etwa 1,5 Daumenbreiten vor der Handgelenksfurche.

Bl 62
liegt in einer Vertiefung unterhalb des äußeren Fußknöchels.

He 9
liegt am innenseitigen Nagelfalz des kleinen Fingers.

KS 9
liegt am daumenseitigen Nagelfalzwinkel vom Mittelfinger.

KG 6
liegt auf der Mittellinie des Bauches, ca. 1/2 Querfinger von KG 5 nabelwärts bzw. 7/10 vom Schambein in Richtung Nabel entfernt.

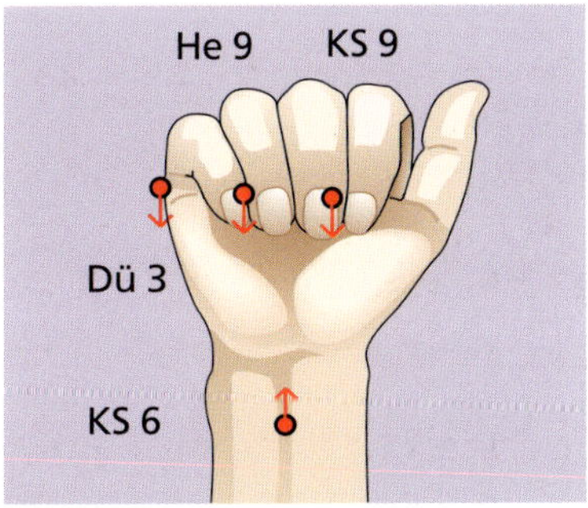

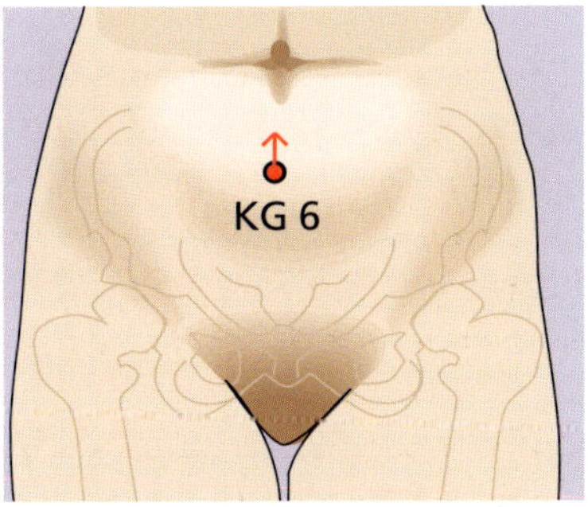

Sexualstörungen

Frigidität und Impotenz sind meist psychisch bedingt.

Zu den häufigsten Sexualstörungen gehören Frigidität (sexuelle Unlust der Frau) und Impotenz (sexuelles Unvermögen des Mannes).

In den meisten Fällen sind psychische Probleme der Grund für diese Störungen. Manchmal können aber auch organische Ursachen verantwortlich sein, die vor einer Akupressur ausgeschlossen sein müssen.

Die wirksamsten Punkte zur Akupressur sind: LG 4 – der wichtigste Punkt bei allen Störungen der Sexualität. Daneben sind auch KG 4, KG 5 und KG 6 für die Sexualsphäre von ganz besonderer Bedeutung.

KS 6 hat einen besonderen Einfluß auf Frigidität und Impotenz. Um den psychischen Druck zu nehmen und die Erwartungs- und Erfolgsangst zu lindern, empfehlen sich die Punkte He 9, Ma 36 und Ni 6.

LG 4
liegt unter dem Dornfortsatz des 2. Lendenwirbels.

KG 4
liegt auf der Mittellinie des Bauches, 2/5 vom Schambein in Richtung Nabel entfernt, das heißt ca. 2 Querfinger oberhalb des Schambeines.

KG 5
liegt auf der Mittellinie des Bauches, 3/5 vom Schambein in Richtung Nabel entfernt, in etwa 3 Querfinger oberhalb des Schambeines.

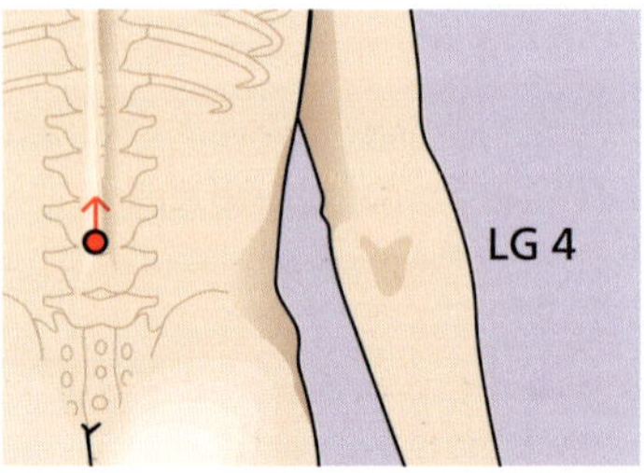

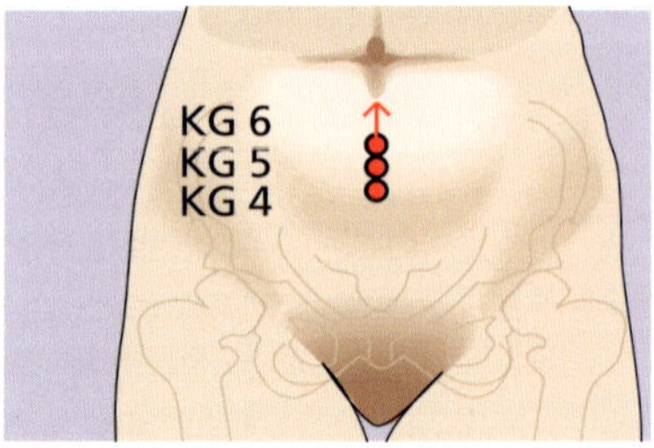

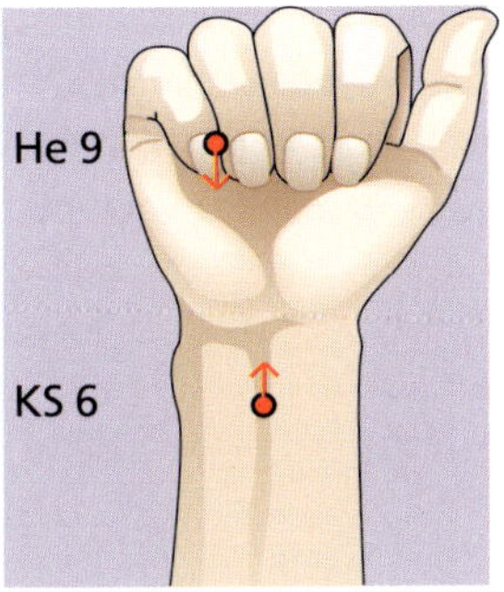

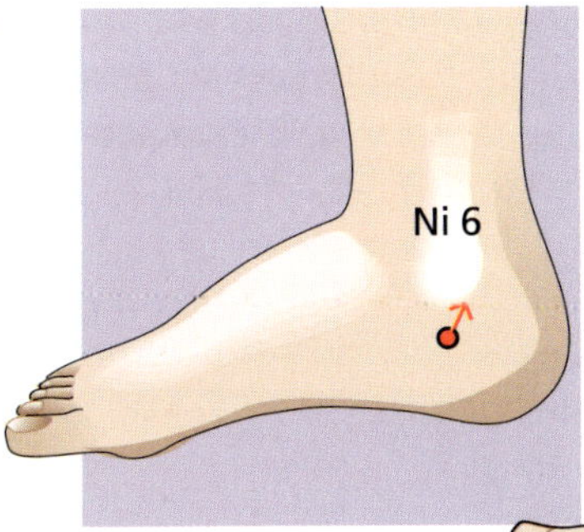

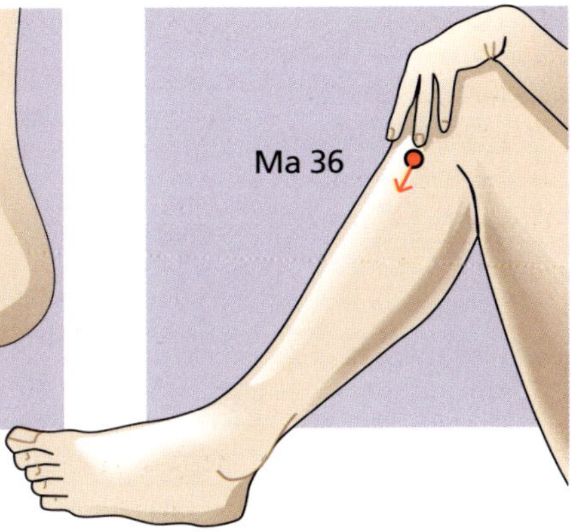

KG 6
liegt auf der Mittellinie des Bauches, ca. 1/2 Querfinger von KG 5 nabelwärts bzw. 7/10 vom Schambein in Richtung Nabel entfernt.

KS 6
liegt in der Mitte der Unterarmunterseite zwischen Elle und Speiche, etwa 1,5 Daumenbreiten vor der Handgelenksfurche.

He 9
liegt am innenseitigen Nagelfalz des kleinen Fingers.

Ma 36
liegt seitlich am Unterschenkel direkt unter dem Ringfinger, wenn Sie Ihren Handteller auf die Kniescheibe setzen.

Ni 6
liegt genau unterhalb des inneren Knöchels des Sprunggelenkes.

Suchterkrankungen

Suchterkrankungen wie Alkoholabhängigkeit, Nikotin- oder Eßsucht sind in den allermeisten Fällen psychisch bedingt.

Die Akupressur kann den Willen, sich gegen seine Sucht zu stemmen, unterstützen und verstärken.

Die wichtigsten Punkte sind KG 15, eine Lokalisation, die ganz tief in die Psyche eingreift und hier regulierend wirkt.

Akupressur unterstützt den Willen, die Sucht zu besiegen.

Daneben helfen He 9 mit seiner antidepressiven Wirkung und Ma 36 (Göttliche Gleichmut), der für eine tiefe Entspannung eingesetzt wird. LG 19 verstärkt ebenfalls den Willen und unterstützt den langfristigen Erfolg.

KG 15
liegt 1/2 Querfinger unterhalb des Brustbeinschwertfortsatzes.

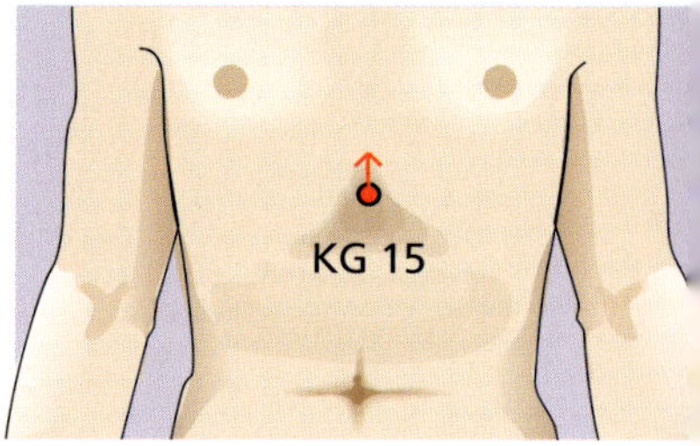

He 9
liegt am innenseitigen Nagelfalz des kleinen Fingers.

Ma 36
liegt seitlich am Unterschenkel direkt unter dem Ringfinger, wenn Sie Ihren Handteller auf die Kniescheibe setzen.

LG 19
liegt ca. 1,5 Querfinger nackenwärts von LG 20 entfernt.

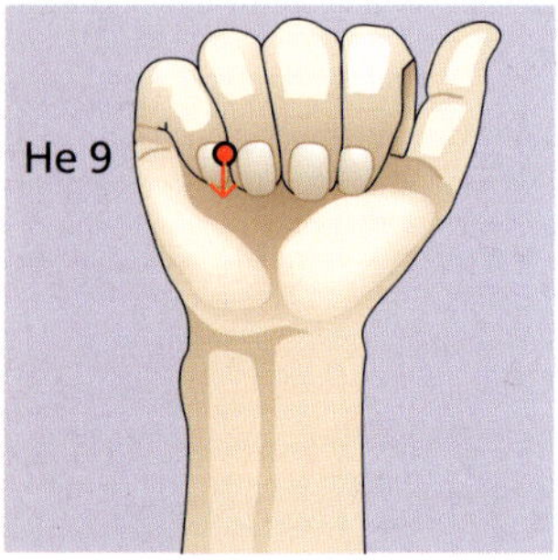

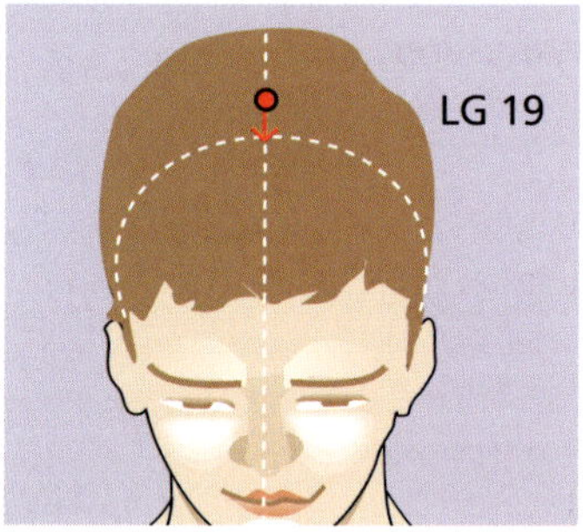

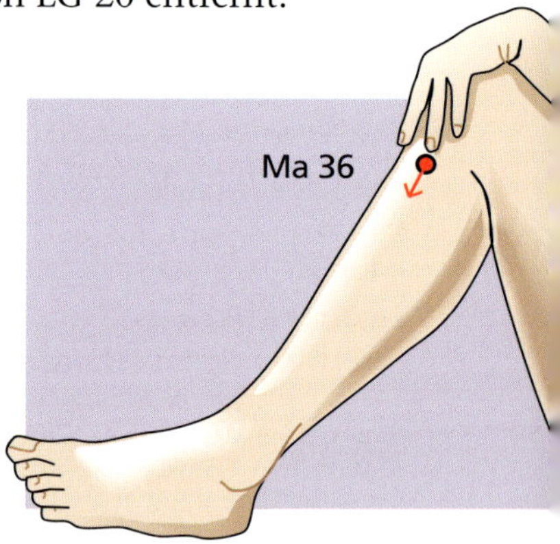

Tennisarm

Schmerzen im Ellenbogen werden oft als sogenannter Tennisarm bezeichnet. Als Ursache findet sich eine Entzündung im Bereich des Sehnenansatzes der Unterarmmuskeln. Der Auslöser ist oftmals eine chronische Überbelastung, häufig durch eintönige Arbeitsabläufe wie z.B. an einer Maschine, oder – seltener – durch zu häufiges Tennisspiel.

Die wirksamsten Punkte zur Akupressur sind: 3E 5 und Ga 41, die in ihrer Kombination ganz besonders gut gegen Schmerzzustände aller Art und Entzündungen wirksam sind.

Daneben helfen Punkte aus der Ellenbogenregion wie Di 12, aber auch Di 11, Dü 4 und Di 4 sowie Lu 5, KS 3, He 3 und 3E 10.

Wichtig

Die Akupressur wirkt noch besser, wenn der Ellenbogen in einer Schiene für einige Tage ruhig gestellt wird.

3E 5
liegt auf der Streckseite des Unterarmes in der Mitte zwischen Elle und Speiche, 2 Querfinger entfernt vom Handgelenk.

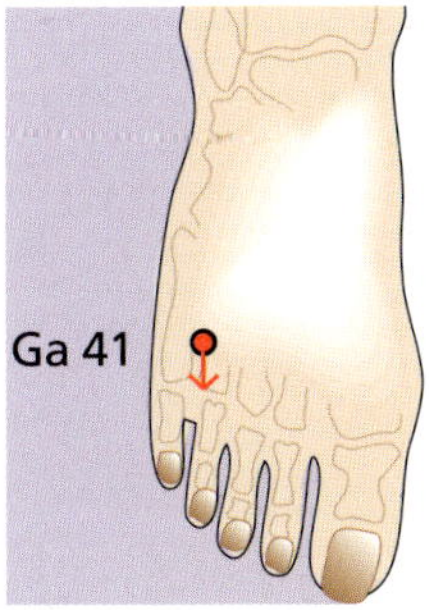

Ga 41
liegt am Fußrücken, eine Daumenbreite oberhalb der Zehengrundgelenke zwischen dem 4. und 5. Mittelfußknochen.

Di 11
liegt bei gebeugtem Arm am äußeren Ende der Ellenbeugefalte.

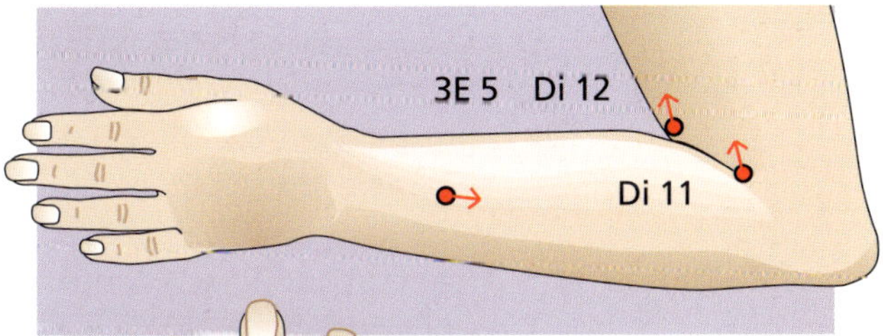

Di 12
liegt am seitlichen Oberarm nahe des Ellenbogens ca. 2 Querfinger entfernt von Di 11.

Dü 4
liegt am inneren Rand der Handgelenksfalte (Unterarmstreckseite).

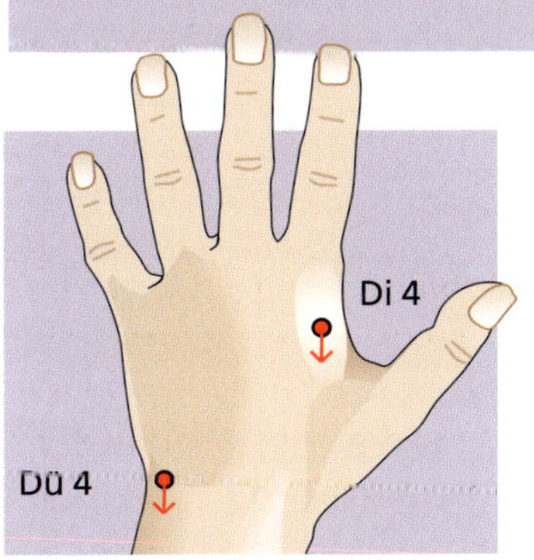

Di 4
liegt genau im Mittelpunkt des Muskelbauches, der sich bildet, wenn der Daumen an den ausgestreckten Zeigefinger gepreßt wird.

Lu 5
liegt in der Mitte der Ellenbeuge an der daumenwärts gelegenen Seite der Bizepssehne.

KS 3
liegt in der Mitte der Ellenbeuge, seitlich der Bizepssehne (knapp neben Lu 5).

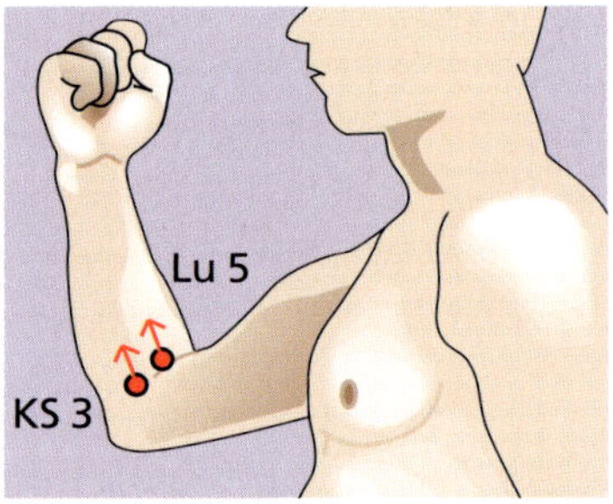

He 3
liegt bei gebeugtem Arm am inneren Ende der Ellbogenfalte.

3E 10
liegt bei leicht gebeugtem Arm in einer Vertiefung knapp vor dem Ellenbogengelenk auf der Rückseite des Oberarmes.

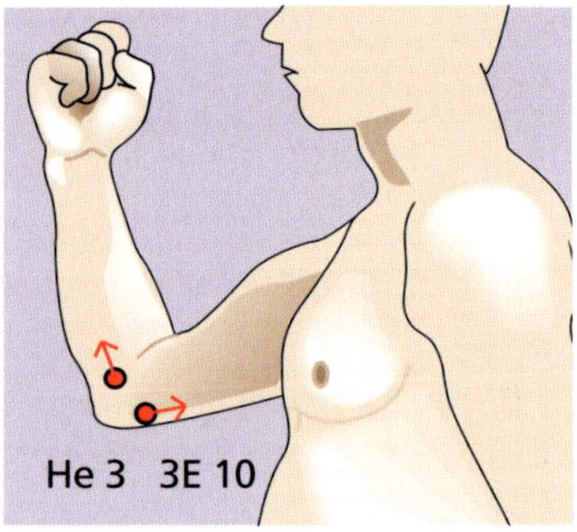

Wadenkrämpfe

Wadenkrämpfe treten überwiegend in den Nachtstunden auf. Die Ursachen für die Verkrampfung der Unterschenkelmuskeln sind manigfaltig: Neurologische Störungen, Magnesiummangel wie auch Krampfadern können zu diesem Symptom führen.

Die folgenden Punkte sind hilfreich: 3E 5, der ebenso wie Ni 6 einen entspannenden Einfluß auf die überregte Wadenmuskulatur zeigt. Dü 3 und Le 3 unterstützen diese Eigenschaft mit einer allgemein ausgleichenden Wirkung.

Le 2, Ga 40 und Bl 58 zeigen ebenfalls einen günstigen Effekt auf diese Beschwerden.

3E 5
liegt auf der Streckseite des Unterarmes in der Mitte zwischen Elle und Speiche, 2 Querfinger entfernt vom Handgelenk.

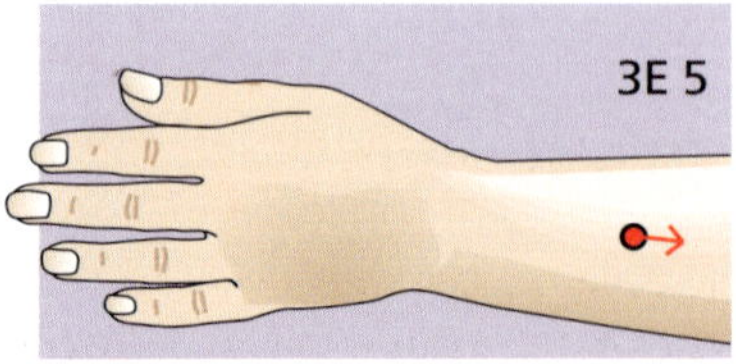

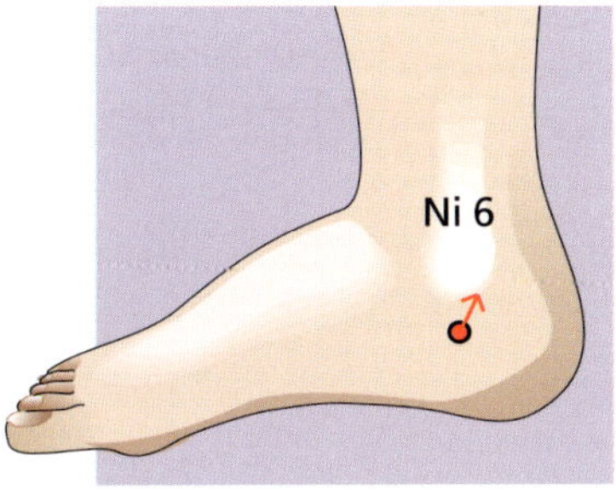

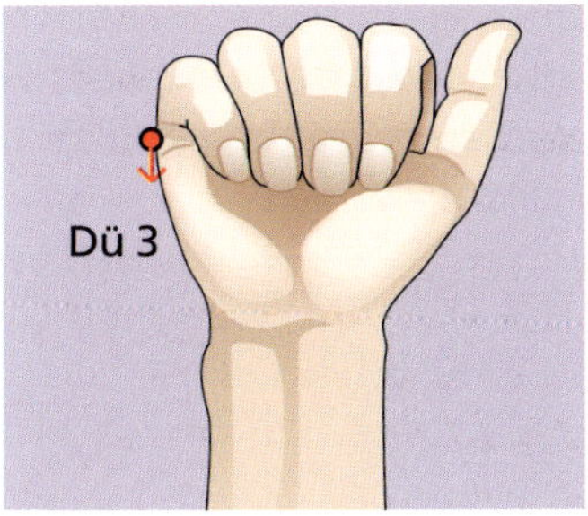

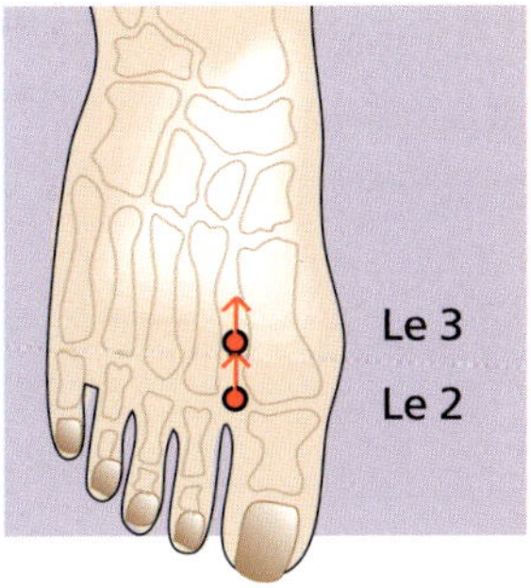

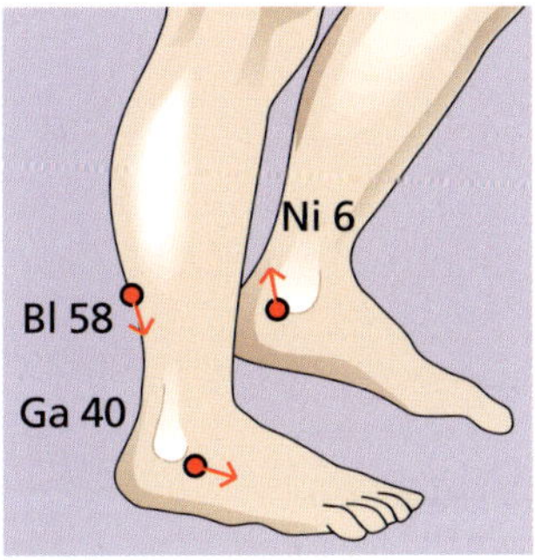

Ni 6
liegt genau unterhalb des inneren Knöchels des Sprunggelenkes.

Dü 3
liegt bei geschlossener Faust am Ende des Kleinfingergrundgelenks. Dort bildet sich eine Hautfalte, an deren Ende der Akupressurpunkt zu finden ist.

Le 3
liegt am Fußrücken, einen Querfinger oberhalb des Zehengrundgelenkes zwischen dem 1. und 2. Mittelfußknochen.

Le 2
liegt zwischen der 1. und 2. Zehe knapp vor dem Zehengrundgelenk.

Ga 40
liegt etwas vor dem Außenknöchel des Sprunggelenkes.

Bl 58
liegt einen Querfinger schräg seitlich von Bl 57.

Zahnschmerzen

Bei Zahnschmerzen wird die Akupressur nur ganz selten allein die Symptome lindern können.

Ein Besuch des Zahnarztes wird durch diese Behandlungsform nicht überflüssig. Die Akupressur empfiehlt sich z.B. aber auch während der Behandlung, da sie entspannend und schmerzlindernd wirkt.

Die besten Punkte sind: Di 1, ein Meisterpunkt gegen Zahnschmerzen aller Art. 3E 5 und Dü 3 ergänzen die Behandlung – sie nehmen den Schmerz.

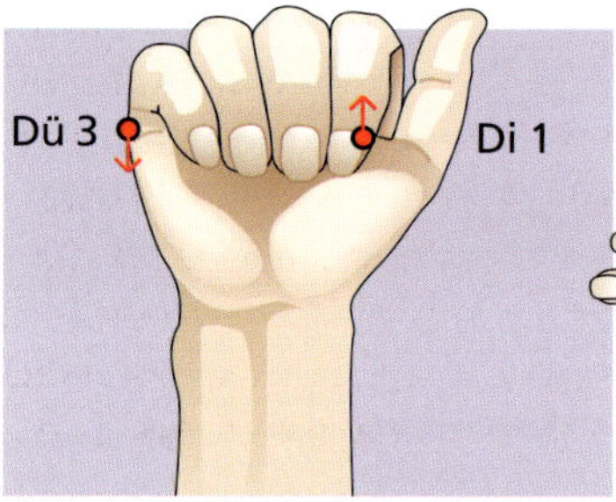

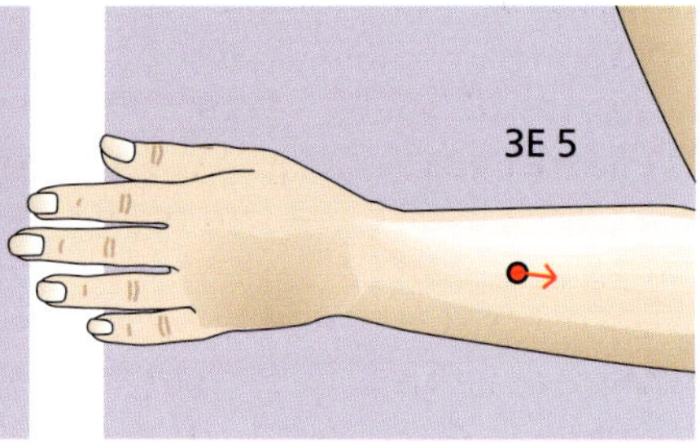

Di 1
liegt am daumenwärts gerichteten Nagelfalzwinkel des Zeigefingers.

3E 5
liegt auf der Streckseite des Unterarmes in der Mitte zwischen Elle und Speiche, 2 Querfinger entfernt vom Handgelenk.

Dü 3
liegt bei geschlossener Faust am Ende des Kleinfingergrundgelenks. Dort bildet sich eine Hautfalte, an deren Ende der Akupressurpunkt zu finden ist.

Häufige Fragen zur Akupressur

Darf ich die Akupressur mit anderen Behandlungsformen zusammen anwenden?

Akupressur darf grundsätzlich mit jeder anderen Therapieform kombiniert werden, egal ob es sich hierbei um eine schulmedizinische oder sogenannte alternative Heilmethode handelt. Weder die gleichzeitige Verabreichung stark wirksamer Medikamente noch die Gabe fein regulativ wirkender homöopathischer Mittel beeinflußt den Erfolg der Akupressur. Ganz im Gegenteil: Die Akupressur eignet sich beispielsweise auch dafür, die Nebenwirkungen von Medikamenten zu lindern, etwa den Brechreiz bei der Chemotherapie von Krebs.

In manchen Fällen wird die alleinige Anwendung der Akupressur nicht ausreichen, um eine Erkrankung vollständig zu heilen. Hier ist es geradezu notwendig, weitere Behandlungsformen (schul- oder alternativmedizinisch) gleichzeitig anzuwenden.

Wie lange, das heißt über welche Zeiträume hinweg, soll ich die Akupressur anwenden?

In bezug auf die Dauer der Akupressurbehandlung von Erkrankungen gilt folgende grobe Regel:

Akute Erkrankungen, wie etwa eine Erkältung, sollten sich innerhalb weniger Tage bessern; chronische Leiden benötigen eine konstante Therapie über Wochen und Monate. Dies gilt zum Beispiel auch für die Schönheitsakupressur (gegen Cellulite etc.). Bei derart langen Behandlungszeiträumen reicht die Durchführung der Akupressur einmal pro Tag oder auch nur jeden zweiten Tag aus. Aber Sie müssen die Akupressur konsequent und mit Geduld ausführen, dann stellen sich mit Sicherheit schöne Erfolge ein: Auf Schlafmittel und Mittel gegen Verstopfung können Sie verzichten, Blutdruckstörungen normalisieren sich, Asthmaanfälle werden immer seltener, und Sie benötigen nach und nach immer weniger Medikamente.

Bei allen Erkrankungen, die sich nicht innerhalb angemessener Zeiträume heilen lassen, sollten Sie unbedingt einen Arzt aufsuchen.

Darf die Akupressur während einer Schwangerschaft angewandt werden?

Die Akupressur ist neben der Homöopathie eine der ganz wenigen Behandlungsmöglichkeiten, die auch während der Schwangerschaft durchgeführt werden darf, da sie das Kind im Mutterleib nicht beeinflußt. Neben dem Schwangerschaftserbrechen können und dürfen natürlich auch alle anderen Erkrankungen, die in diesem Buch beschrieben sind, behandelt werden. Blasenschwäche, Darmträgheit, Rückenschmerzen, Krampfadern und Migräne sind die häufigsten Beschwerden, über die Schwangere klagen. Die Akupressur ist bei allen Erkrankungen sehr empfehlenswert und wird bei richtiger Anwendung schöne Erfolge verbuchen.

Lassen Sie in der Schwangerschaft alle neu auftretenden Beschwerden zuerst von einem Arzt abklären, bevor Sie mit der Selbstbehandlung beginnen.

Wirkt die Akupressur immer bei allen Krankheiten, die in diesem Buch beschrieben sind?

Wenn die Akupressur erfolglos bleibt, besprechen Sie mit Ihrem Arzt, was die Ursache für das Therapieversagen sein könnte.

Die Akupressur ist – wie auch die Akupunktur – leider kein Allheilmittel, aber sie zeigt häufig gute Ergebnisse. Die häufigsten Ursachen für einen fehlenden Heilerfolg sind:

- Die Akupressur wurde nicht regelmäßig und konsequent über einen längeren Zeitraum durchgeführt.
- Es wurden falsche Punkte massiert.
- Es wurde in die falsche Richtung massiert.
- Die Massage der Punkte war zu kurz.
- Die Diagnose wurde falsch gestellt; das heißt zum Beispiel, daß einer vermeintlichen Migräne ganz andere Ursachen zu Grunde lagen.
- Der Körper wurde durch sogenannte Störfelder in seiner Energielage derart geschwächt, daß die Akupressur zu wenig Reizung verursachte, um einen besseren Energiefluß zu erreichen. Störfelder können sein: Schwermetalle im Körper (Amalgam, Cadmium), aber auch Narben nach Verletzungen oder Operationen (Kaiserschnitt, Blinddarm etc.).

Sachregister